佐藤 真一／村尾 晃平／二宮 洋一郎／田井中 麻都佳

ビッグデータが拓く医療AI

丸善ライブラリー

JN125516

はじめに

　日本は撤退戦のさなかにあると言われることがあります．高度経済成長は昭和の遠い記憶となり，いまや労働人口の多くには実体験の伴わない単なる歴史の一コマとしての認識しかありません．少子高齢化は待ったなしのスピードで日本社会を席巻し，労働人口の減少と経済の縮小をもたらしています．このような状況で，人口増加と経済成長を前提とした社会基盤や制度を維持しようとするのは現実的ではありません．医療の分野においても，高齢者の増加と地域人口の減少は医療の担い手の過大な負担に直結し，これまでと同じ規模や質を維持したまま医療サービスを提供することは非常に困難となってきています．

　そうした社会状況のなかで，幸いにも人類は機械学習の飛躍的な技術革新を成し遂げ，特に深層学習を利用した人工知能（Artificial Intelligence, AI）は，いまや人間の認知機能の一部を代替できるところまで発展しています．AIを医療分野に応用し，医療サービスの水準を維持，あるいは向上させる試みも各所で行われています．日本も例外ではなく，政府は医療サービス・ヘルスケアのIT化を国家戦略の一つに位置づけ，国を挙げて医療分野のAIの研究開発や社会実装に注力しています．

　これまで，情報学やITの研究者は，医療分野特有の

事情——たとえば人命や機微情報を扱うことから，医療の研究に踏み込むことには，ある意味腰が退けているところがあったことは否めません．しかし，国立情報学研究所（National Institute of Informatics, NII）は日本の現状を鑑み，国内唯一の情報学の研究機関として，この分野に参画する責務があると考えました．こうして 2017 年 11 月に医療ビッグデータ研究センター（Research Center for Medical Bigdata, RCMB）を設立し，医療 AI，IT の研究開発を開始しました．

　RCMB でまず力を入れたのが，AI の構築に必要不可欠なデータの収集です．このとき，個々の医療機関ではなく，医療系学会と連携し，学会を通じてデータを集めました．これは，撮影条件などの違いに対して頑健な AI をつくるには，複数の医療機関から多様なデータを集める必要があったからです．また，データを解析する IT 研究者も NII だけでは足りないため，全国の最先端の研究者に協力を仰ぎました．

　RCMB の活動は日本医療研究開発機構（Japan Agency for Medical Research and Development, AMED）の研究助成に支えられ，2021 年 3 月末の助成終了時点で 6 つの医療系学会から 2 億 5 千万枚以上の医療画像データを収集し，NII を含む 11 の AI 研究グループが合計 38 の研究開発タスクを実行するまでに規模を拡大しています．

　このような研究プラットフォームを整備，運用するにはさまざまな課題を一つひとつ解決する必要がありました．それは，データを高速かつ確実に転送する技術であ

ったり，研究者の利便性を向上しつつ研究環境の安全性を確保する方策であったり，個人情報保護法を始めとする法制度上の問題であったりさまざまです．これらの課題を RCMB はどのように解決，あるいは解決しようとしているのかをつまびらかにすることが，本書のねらいの一つです．

RCMB では，この研究プラットフォームをクラウド基盤と呼んでいます．クラウド基盤ではさまざまなハードウエアやソフトウエアが利用されています．さらに，そこに収載されたデータセットも目に見える資産です．しかし，クラウド基盤の何よりも大きな資産は，医療従事者と IT 研究者がいつでも本音で議論しあえる環境です．この資産があったからこそ，COVID-19 パンデミックに際して迅速にデータセットを作成し，肺炎診断補助 AI を開発することができたと言えるでしょう．

ではここから，なぜいま医療 AI が希求されているのかを繙き，これまでの AI の歴史と RCMB の活動を振り返って，クラウド基盤から生み出された研究開発を紹介していきます．そのなかで，私たちがめざそうとする医療 AI の姿を示すとともに，今後の日本の医療の問題点を浮き彫りにして，RCMB がこれらの問題にどう貢献していくのかを，明らかにしていきたいと思います．

目　次

第5章　未来の医療に向けて

特別対談　永井良三×喜連川優　*163*

第 1 章

AI は医療分野の頼もしい助っ人になる

ビッグデータを活用した医療 AI へ高まる期待

　2020 年初頭から始まった新型コロナウイルス感染症の全世界的な流行において，とりわけ危機的な状況に置かれたのが感染症患者の治療に当たった医療現場です．感染拡大に伴い疲弊していく医療現場のただならぬ状況をニュースなどで見て，超多忙な医師や看護師たちをなんとか支援できないのかと，歯痒い思いを抱いた人も少なくないでしょう．

　パンデミック以前から，超高齢化社会を背景に，医療従事者の過重労働や人手不足が問題視されてきました．多忙ななかで幅広い専門知識を要求される医師たちの日々の診療のサポートなど，医療現場を支えるさまざまな備えができていれば，いざというときにも医療崩壊といった最悪の事態を防ぐことができるはずです．

　こうしたなかで近年，人々が大きな期待を寄せているのが，医療におけるビッグデータ解析や AI（人工知能）の活用です．いまや，ニュースや Web 記事などで AI という言葉を見かけない日はないほど，私たちの生活に AI は広く浸透しています．実際にコロナ禍を契機に，ビッグデータ解析を用いた感染症の流行予測や接触機会の低減，AI を用いた早期診断のための CT 画像解析，重症化リスクの予測，ウイルス変異の影響の予測など，さまざまな取り組みが世界中で急ピッチに進められています．

　国立情報学研究所の医療ビッグデータ研究センター（Research Center for Medical Bigdata, RCMB）におい

ても，2020年に日本医学放射線学会などを通じて新型
コロナウイルス感染症のCT画像を集め，データベース
化して，新型コロナウイルス肺炎のCT画像をAI解析
するためのプラットフォームを整備しました．このプラ
ットフォームを活用して，大学などの研究機関とともに，
非常に精度よく新型コロナウイルス肺炎の識別ができる
AIを開発するなど，さまざまな成果が出始めています
（詳細は3章にて紹介します）．また，RCMBでは，日
本医学放射線会などの医療系学会の協力を得て集めた2
億枚以上にもおよぶCT画像のほか，病理，内視鏡，眼
底などの医療画像や医師の所見データなどを収集し，こ
れらを用いた医療AIの研究・開発を進めているところ
です．

　もっとも，コロナ禍以前から医療AIを待ち望む声は
日に日に増していました．歴史を遡れば，半世紀以上前
のAIの黎明期から，たとえば医師の代わりに問診を行
うような，医療診断支援システムの開発が模索されてき
ました．ただし，実用に供するレベルのAIの出現には，
膨大なデータをやり取りするための通信技術やコンピュ
ータの計算能力の向上に加え，電子カルテの導入や医療
機器から収集されたデータのデジタル化など，技術の進
展を待たなければなりませんでした．それがようやくこ
こへきて，医療AIを導入するための御膳立てがさまざ
まに整いつつあります．また，ここ10年ほどで，深層
学習（ディープラーニング）と呼ばれる手法を中心に，
AI技術そのものが劇的に進歩し，その精度が実用レベ

ルに近づいたことも医療 AI の普及に弾みをつけています.

未来の医療現場で AI はどんな役割を果たすの？

　現状は，医療 AI の活用に向けた試行錯誤のフェーズにあって，AI の姿は漠然としています．はたして私たちは医療 AI にどのような役割を望んでいるのでしょうか.

　たとえば，SF 映画のスタートレックシリーズに登場する「メディカルトライコーダ」のように，プローブを患者にかざすだけで病気の診断結果が表示されるモバイル型の小型 AI 診断装置を思い浮かべる人もいるかもしれません．メディカルトライコーダは，痛みを伴わない簡便な検査であらゆる病気の診断ができる夢のデバイスであり，未来の医療の一つの理想型と言えそうです．実際に世界には，メディカルトライコーダの実現をめざす研究プロジェクトがいくつも存在します.

　AI が人類の能力を超えるとされるシンギュラリティの議論に見られるように，世間では AI への過剰なほどの期待（と不安）の声も多く聞かれます．いかなる局面でも失敗しない AI 外科医，不治の病でも治してしまうスーパー AI ドクター，治療による痛みを一切もたらさない医療 AI，高度な治療をどんな医療機関でも受けられる AI ヴァーチャルホスピタル，家にいながらにしていつでも適切な診察が受けられる AI ホームドクター，病気にならないように常に健康管理をしてくれる AI 保

健師など，夢は大いに広がります．もちろんその実現のためには，まだまだ乗り越えなければならない課題が山ほど残されていますが，ある領域においては着実に進展しています．

　たとえば，コロナ禍で遠隔医療への期待が高まるなか，全国どこにいてもオンラインによる対面診療や遠隔手術が受けられるよう，実用に向けた取り組みが始まっています．その際に，医療 AI は医師の心強い相棒として，診断に助言を与え，最適な検査や治療法を示して，迅速に治療につなげる役割を果たすことが期待されています．

多岐にわたる医療ビッグデータが医療を変える

　その医療 AI の実現のカギを握るのが，医療ビッグデータです．医療ビッグデータには，画像診断データをはじめ，一生涯にわたる通院や検診，投薬などの履歴，日々のヘルスケアデータ，さらには一人ひとりのゲノム（遺伝）情報など，さまざまなデータが含まれます．電子カルテの導入が進むなか，個々人の継続的な医療データやヘルスケアデータを蓄積して，これらが一元的に管理されていれば，全国のどの医療機関を受診しても，誰でも最適な治療を受けることが可能になるでしょう．

　すでにスマートフォンや腕時計型のウェアラブル・センサを身につけ，日々のヘルスケアデータを健康管理に役立てている人も多いと思いますが，いまや技術的には 24 時間 365 日分，一生涯にわたるヘルスケアデータを収集・蓄積・解析することも不可能ではありません．ま

た，かつては一人の人のゲノムデータを調べるには1億円といった莫大な費用がかかっていましたが，現在は簡便な検査であれば10万円程度で調べられるようになり，治療方針の判断などに活用され始めています．

　これらの医療ビッグデータの利活用によって恩恵を受けるのは，ほかでもない私たち自身です．体質や既往症，さらにはゲノムデータなどを使って総合的に診断できるようになれば，薬の効き具合や治療の効果，副作用なども迅速に調べることができ，一人ひとりに合ったテーラーメイド医療やプレシジョンメディスン（精密医療）が可能になります．

　また，心拍数や血圧などの生体情報などに加えて，その人の日々の運動量や食事，生活習慣，社会活動，行動履歴などのデータも幅広く活用すれば，病気を未然に防ぐ予防医療にも役立つでしょう．継続的な医療データをAIでモニタリングすることによって，これまでの検査ではわからなかった病気の予兆を早い段階で捉えて，食事や生活習慣の改善などを促し，健康な状態へと人々を導くことができるようになると考えられます．

　こうしたことが可能になると，必要のない検査や手術，薬などを減らすことができ，国の財政を圧迫している医療費の軽減にも大いに貢献するはずです．とくに，医療費の3分の1を占めるとされる生活習慣病を未然に防ぐことができれば，医療費の大幅な削減につながります．医療ビッグデータによるAIの活用は，これまでの対症的な医療から予防医療へのシフトを促し，医療の姿を根

本から変える可能性も秘めているのです.

日本には画像診断機器が多く，データも豊富

　現在，医療 AI のなかでとくに期待されているのが，画像診断装置から得られた医療画像を適切に診断する AI です．現代医療において，体の表面から内部の様子を画像化できる X 線診断や CT（Computed Tomography＝コンピュータ断層撮影），MRI（Magnetic Resonance Imaging＝磁気共鳴診断），超音波，PET（Positron Emission Tomography＝陽電子放出断層撮影）などの装置から得られた画像診断データは，医師の診断を支援し，治療方針を決めるうえでたいへん重要な役割を果たしています．また，それらはすでにデジタル化されたデータなので，AI への投入がしやすいという利点があります．

　これらの診断装置は，医療の分野ではモダリティ（Modality）と呼ばれますが，日本の医療機関は諸外国に比べてモダリティの所有率が高いことで知られています．とくに CT と MRI については，人口あたりの所有数は断トツでトップを誇り，CT の保有率の高さが新型コロナウイルス感染症の診断にも大いに役立ちました[※1].また，胃がんで亡くなる方が多い日本では内視鏡の検査率が高く，国内では 1 年間に 1,600 万件もの検査が行われており，早期発見・早期治療に貢献しています[※2].また最近は，大腸がんの増加から，大腸内視鏡の検査数も増えつつあります．

その背景には，オリンパスに代表される光学系の先端技術に強みをもつ日本企業が，世界に先駆けて内視鏡などの画像診断機器の開発をリードしてきた歴史があります．とくに光学機器として高い性能が求められる消化器系内視鏡や，眼底の三次元計測などに役立つOCT（Optical Coherence Tomography＝光干渉断層像装置）については，日本のメーカーの機器が日本だけでなく世界中でも広く使われているのです．

　また，日本では国民皆保険制度を背景に，毎年の健康診断などで医療機関を受診する人が多いことに加え，それぞれの医療機関が検査データをきちんと保管しています．つまり，日本には画像診断データを中心に医療データが豊富にあることから，これらを有用に活用して，医療費削減などに役立てていくことが期待されているのです．

画像診断AIが必要とされる理由

　画像診断AIが期待される背景には，すでに膨大な画像診断データが蓄積されていることに加えて，深刻な画像診断医不足の問題もあります．

　画像診断には熟練の専門医の目が必要で，当然のことながら，素人が画像を見ても，腫瘍の有無や病変を見つけることはできません．しかし，日本では画像診断医はとても不足していて，多忙をきわめていることが大きな問題になっています．たとえば病理診断では，2人以上の病理専門医によるダブルチェックが基本とされていま

すが，その数は全国に 2,200 名程度と少なく，実際には1 人しか病理専門医がいない，もしくは 1 人もいない病院が数多くあります（全人口に対する病理専門医の割合は 0.001％ほど．米国では 0.005％です）※3．画像診断の専門医の育成だけでなく，画像診断医の負担を軽減することが，医療現場の重要な課題となっているのです．

　そもそも人間は，現在の状況を把握する際に，多くの部分を視覚情報に頼っています．医師は画像診断装置から得た結果だけでなく，問診に加えて，患者の顔色や肌艶，むくみの有無などを見ながら総合的に診断します．つまり，医療行為のなかで視覚情報から得るべきものは多岐にわたり，その精度が診断や治療方針を左右するため，それらの一部を AI が担い，医師を支援することには大きな意味があります．

　しかも，コンピュータは疲れを知りません．24 時間365 日，ブレることなく，同じ精度で答えを出してくれます．人間の場合は，たとえ熟練の画像診断医であっても，疲れや体調のコンディションに左右されることがあり，見落としなどのミスがまったく生じないとは言えません．

　また，人間の脳には癖があり，ときとして偏った思い込みによって不合理な判断を下してしまうことがあります．これを「認知バイアス」と言います．そもそも，人間の疾患のすべてを覚えている医師はいませんから，診断の際には自分が思い出せる範囲の病名のなかから診断を下しがちです．逆に，めったに診ることがないような

珍しい病気の患者を診察した医師は，その後に診た患者についても，その珍しい病気を診断の候補に加えることになるでしょう．あるいは，若い患者がその年代では罹患することが非常に稀な病気に罹っているような場合であれば，医師は統計や過去の経験に引きずられて，その病気を候補から外してしまうことがあるかもしれません．しかも多くの医師は診断に自信を持っているため，最初に自分がつけた病名を疑うのは難しいものです．

このように，ときとして医師の知識や経験がバイアスとなって，誤った診断をしてしまうこともあります．AIで医師の診断を支援することは，医師の思い込みや見落としを減らすうえでとても有用なことと言えるでしょう．

人間とAIのコラボが主流に

すでにコロナ禍を機に，新型コロナウイルス感染症の診断や，治療の優先順位をつけるトリアージ型の画像診断AIなど，多種多様な研究開発がさまざまな機関で進められていて，実用のフェーズに入った画像診断システムも複数あります．

ちなみに2018年に米国食品医薬品局（FDA）が世界で初めて承認した画像診断AIは，米国のアイオワ大学の眼科学のメンバーによって設立されたIDx社が開発した，糖尿病性網膜症AI自動診断システムです．これは，トプコン社製のフルオート眼底カメラから得られた画像を深層学習で解析し，糖尿病性網膜症を瞬時に検出

するシステムで，すでに医療現場での活用が始まっています．担当した医師が専門医以外であっても，AI が黒と判定すれば患者に眼科の専門病院に行くように勧め，白と判定されても数カ月後にまた来院を促すなど，AI の精度が 100% でなかったとしても，運用の仕方を工夫して診断の精度向上に役立てているのです．このように医療 AI によって，経験の浅い医師や専門外の医師を補助できれば，医療従事者不足解消の一助になることは間違いありません．

　一方，医療ビッグデータ解析や医療 AI の先端研究分野の最近のトレンドは，画像診断単独ではなく，「合わせ技」で精度を上げる方向へと進んでいます．その一つが医師と AI の協業です．つまり，AI にベテラン医師の知見や臨床医の診断手順などを取り入れて精度を高めつつ，医師も診断支援 AI の助けを借りながら検査や治療法の優先順位を決めるのです．このように，人間とコンピュータのそれぞれの長所を生かしながら精度を高めていく取り組みが主流になりつつあります．

　たとえば，2019 年に発表された中国の研究[※4] では，136 万件の症例の EHR（Electronic Health Record ＝電子医療記録）のうち数千件分だけをベテランの小児科医がアノテーション（注釈）をつけ，それを教師データにして AI を学習させ，その AI で残りのデータを解析して構造化したデータベースをつくり，症状を階層的に診断していく AI を開発しました．小児科医が患者の症状からどこに疾患がありそうなのか探りながら病名を絞っ

ていく過程を，EHRをもとにAIで体現したという意味では，まさに人間とAIの協業であり，AIが総合診断に一歩近づいた例と言えます．

翌2020年には，同じくEHRをAIで解析し妊婦の妊娠糖尿病を妊娠早期に予測して，胎児の先天異常のリスクを低減する研究論文[※5]が，イスラエルのチームから発表されました．この研究では，約59万件におよぶ症例データをもとに非常に高い精度で妊娠糖尿病を予測することに成功しています．

注目されるEHR（電子医療記録）の利活用

ところで，現状のEHRの多くは人間が手で入力するため，「表現に揺らぎ」が生じやすく，AI解析の際のボトルネックとなってきました．しかし入力のときに用語や書式を統一してコンピュータが読み取りやすいように工夫できれば，AIの精度を大きく高めることができます．あるいは表現の揺らぎを，機械学習を利用した自然言語処理で構造化し，EHRを利用しやすくするといった試みもすでに始まっています．今後は，EHRのデジタル化によって医療機関同士での相互運用もしやすくなると考えられ，大規模なEHRデータを用いたAIに大きな期待が寄せられているのです．

ちなみに，現在，イスラエルではすべての患者データを国の機関が一元的に管理していて，病院にあるどの端末からもIDを入力すればその人のEHRを見ることができます．英国では，国民のEHRに加えて，診療報酬

など支払いに関するデータもすべて NHS（National Health Service ＝国民保険サービス）のもとで一元管理されています．とくに英国は，データの整備が進んでいて，新型コロナウイルス感染症の患者のデータを解析などに活用できるようにすべてオープンにしています．

イスラエルは国土面積が四国ほど，人口も約 900 万人と比較的小さな国なので，全国民のデータを管理しやすいのは理解できますが，英国の人口は日本の半分ほどの約 6,700 万人ですから，驚くべきことと言えます．英国で医療データの一元管理が可能な背景には，英国全土の医療機関のデータを NHS がすべて把握していて，デジタル化が比較的スムーズに行われたという事情があります．

これは，現状の日本の状況とは大きく異なります．コロナ禍でも露呈したように，日本には医療データを一元的に管理するしくみがないことに加え，多くの人が国や第三者が個人データを取得したり利活用したりするのを嫌がる傾向が強く，医療データの取得が難しいことが医療ビッグデータの利活用の障壁にもなっているのです．今後，日本で EHR の連携と AI による解析を進めるためには，皆が納得できるような説明と適切な制度設計が求められることになりそうです．

ゲノムデータ解析や創薬にも活用される AI

ここ数年，DNA のゲノムデータを AI で解析する研究にも大きな注目が集まっています．データ量が非常に

多いゲノムの研究領域は，学習に膨大なデータを必要とする AI にとても向いている分野と言えます．たとえば現在は，DNA の塩基配列に加えて，メチル基などの化学的修飾まで詳しく調べる研究が進んでいます．DNA の塩基配列は A（アデニン），T（チミン），G（グアニン），C（シトシン）という 4 種類の化合物（塩基）の頭文字の並び表現されますが，同じ塩基配列であっても，化学的修飾によって，どの遺伝子が強く発現するのか，あるいは抑制されるのかが違ってきます．これを詳しく調べることで，個々人の体質を見極め，治療の効果や予後などをあらかじめ AI で予測する研究が盛んに行われているのです．

あるいは，膨大なゲノムデータのなかから，症状の原因となる可能性を示す有力なゲノム領域を探し出したり，遺伝子の変異を検出したり，遺伝子同士の複雑な相互作用を見つけたりするのにも AI が役立っています．

また，こうしたゲノム解析に加え，画像診断 AI や医師の所見の解析 AI などと合わせて活用し，総合的な診断に役立てる取り組みも始まっています．さらには，AI で新薬の候補を探し出したり，より治療の効果が期待できる分子構造を探し出したりして，創薬に役立てる動きも加速しています．従来の創薬の現場では，人間が手作業で薬を調合して，絨毯爆撃的に薬効を調べるといったことが行われていましたが，このプロセスに AI を導入することで，創薬のスピードが圧倒的に速くなると大きな期待が寄せられているのです．

このように，テーラーメイド医療やプレシジョンメディスン，さらには創薬に至るまで，今後，医療AIは活躍の場をますます広げていくことになるでしょう．他の分野と同様に，もはや医療の分野においてもAI前提で研究開発が進んでいると言っても過言ではありません．

データは誰がどう運用するのがいいのか

　一方で，一生涯にわたる個人の医療データやヘルスケアデータ，さらにはゲノムデータなどを詳細に解析していくと，将来的には，その人がいつどんな病気に罹る可能性があるのかという健康リスクをAIで予測できるようになってくるでしょう．病気を未然に防ぐという意味では非常に期待の持てる技術ですが，心配な面もあります．

　一つは，そもそも医療データは誰のもので，誰がどのように管理し，そこから得られたさまざま知見をどう活用していくのか，現状ではまだ明確にルールが決められていないため，個々人の不利益につながるような活用が行われないとも限らない点です．

　すでにGAFA（Google, Amazon, Facebook, Apple）などのクラウドサービスを利用している人であれば，自らのデータがこうした企業にがっちり握られていて，他のサービスへデータを持ち出しにくく，自らのデータを人質に取られているように感じている人もいるもいるでしょう．ECサイトでの商品のレコメンドや地図アプリでのリアルタイムでの位置情報の把握など，個人データ

をサービス事業者に委ねるのは便利な面も多々あります
が，自分のデータがどのように管理され，どう使われて
いるのか，ユーザからはなかなか実態がつかめず不安も
あります．

　では，その管理を国家が担えば安心かといえば，そう
とも言えないでしょう．たとえば，新型コロナウイルス
感染症を早期に抑え込むことに成功した中国では，国民
一人ひとりを識別番号で管理し，顔認証データや行動・
発言の履歴，購買データなども紐づけて，監視社会を構
築していると言われています．監視社会ゆえに，感染症
の蔓延を防ぎ，いち早く経済活動を再開できたと言えま
すが，監視社会は個人のプライバシーを脅かします．も
っとも，中国では支払い履歴に問題がなければ，個人の
「格付け」が上がり，金融機関などでの金利を優遇して
もらえるなどメリットもあると言います．すでに犯罪捜
査などで監視カメラが威力を発揮していることを思えば，
一概に監視社会が悪いと言えない面もあります．

　一方，日本の新型コロナウイルス接触確認アプリ
「COCOA」では，プライバシーに配慮して，個人情報
を収集することなく運用されています．その点は安心で
はあるものの，強制力がないため利用者は少なく，その
効果はあまり期待できそうにありません．

　健康リスクを AI で予測することにまつわるもう一つ
の問題は，その健康リスクに対して，治療などの対処が
できない場合の告知をどうするのか，という点です．世
の中には確定診断は可能でも根本的な治療法がなく，対

症療法で進行を遅らせることしかできない難治疾患がまだたくさんあります．医療 AI の意義の一つには，そのような難治疾患，往々にして稀少疾患の早期発見を手助けすることにあります．しかし，将来，そのような疾患に罹る可能性が高いとしても，その事実を知りたくない人も存在します．あるいは，覚悟して告知を受けても精神的に大きく動揺することもあるでしょう．そのような人たちへのカウンセリングなど，配慮しておかなくてはならない問題の多くは未解決です．医療 AI の利用推進には，AI そのものに関する問題のほかに，利用によって起こり得る問題をあらかじめ洗い出し，解決への道筋を示しておくことが利用者の不安を取り除くうえで大切です．

　個人の利益や権利をどこまで守りながら AI を活用していくのか，この点は大いに議論が必要になるでしょう（個人情報保護と AI については 4 章で詳細を述べます）．

医療ビッグデータが「健康格付け」に活用される？

　さらに心配な点は，医療データやヘルスケアデータには，病歴などのセンシティブ情報が含まれ，それらが不適切な使われ方をしないかという点です．たとえば将来，保険会社が保険に加入している人の医療データやヘルスケアデータ，さらにはゲノムデータなどを取得して，AI でその人の健康リスクを予測し，その結果に基づいて保険料を策定するようなサービスが生まれるかもしれません．これは，いわば健康の格付けと言えます．

たとえば，企業が設立する健康保険組合は組合員の健康診断結果のデータやレセプト（診療報酬明細）を保有していますが，これらの情報から，組合員が将来罹る可能性のある病気を早期に予測し，アドバイスをおこなうAIがすでに開発されています．その目的は医療費削減や企業の健康経営（経営的視点から従業員の健康を管理する取り組み）にありますが，それが個人の健康の格付けに使われて，職業選択の自由が脅かされたり，なんらかの差別につながったりしないかという危惧があります．

　しかも，AIがつねに100％正しい答えを出してくれるわけではないのです．事前に入力されたデータ自体が間違っていたり，判断を間違えたりすることもあります（とくに現状の多くのAIの精度はまだまだ不十分です）．しかも一度，入力された間違ったデータや分析結果がそのまま引き継がれて，訂正されないまま活用されてしまうこともあるかもしれません．

　実際に，米国のテスラが開発した電気自動運転車による死亡事故の責任問題をめぐって，大きな議論を呼んでいます．AIが間違った判断を下した場合，はたして誰が責任を負うのか，AIの運用に先立ちさまざまなルールを整備していく必要があります．

　あるいは，個人情報の漏洩や不適切な使用がたびたびニュースになっているように，ハッキングやコンピュータウイルスによって，医療データが流出するようなことがあれば大きな被害につながる可能性があります．一度，サイバー空間に情報が流出してしまうと，情報を消去す

るのはほぼ不可能です．あるいは，個人の情報が悪意の
ある何者かによって書き換えられてしまうことがあるか
もしれません．医療ビッグデータの運用においてセキュ
リティ対策はきわめて重要です．

　このように，医療 AI の活用にはさまざまな成果が期
待できる一方で，個人の権利を脅かすリスクもあること
から，その運用はとりわけ慎重に行わなければならない
のです．

AI と人間のよりよい関係性を築くために

　今後，医療現場において，医師が AI に助言を求める
場面は確実に増えていくでしょう．一方で，AI が人間
の仕事を奪うと危機感を抱く人がいるなかで，医師をは
じめとする医療従事者もまた，AI が頼もしい助っ人で
あることを認識して，信頼を置くことができなければ，
積極的に使いたいとは思わないでしょう．ましてや患者
さんにしてみれば，得体のしれない AI に自らの身を委
ねるのは不安でしかありません．

　現状の AI の多くは過去のデータに基づく統計的な手
法を採用していて，これまで一度も起こったことがない
ような，まったくの想定外のことに対してはほぼ無力で
す．また，AI の精度向上に大きく貢献している深層学
習は中身がブラックボックスになっていて，どうやって
その答えを導き出したのか，現状は説明することができ
ないのです．さらに，AI は大量のビッグデータからパ
ターンを見つけることはできても，意味や文脈を理解し

ているわけでもありません．一見，とても知的で忍耐強いAIは，ある側面から見れば不完全で頼りない存在です．

　そのAIを有用に活用していくためには，まず，人間側がAIに歩み寄り，AIは何が得意で何が不得手なのかを理解して，適切に活用していく必要があるでしょう．最終章の5章にご登場いただいた，永井良三先生がおっしゃっているように，これから求められるAIは，「患者さんに寄り添って成長するAI」です．その実現には，まだまだクリアしなければならない課題が山のようにあります．

　続く2章では，医療AIにつながるAIの歴史を振り返りながら，AIと呼ばれているものの正体を探りたいと思います．そして，現状のAIで何ができるようになってきたのか，何ができないのか，どのような課題があるのかを明らかにしていきましょう．

第2章

医療 AI のカギは
画像認識が握る

2-1　AI の歴史と画像認識

AI ブームの火付け役となった深層学習

　近年，ビッグデータ解析を背景に大きく進歩した AI のなかで，飛躍的な成果を上げているのが，画像診断 AI と深い関わりのある「画像認識」と呼ばれる分野です．その現在の AI ブームの火付け役となったのは深層学習（ディープラーニング）と呼ばれる手法で，深層学習こそが画像認識に大きな革新をもたらしました．

　2011 年には 20％強あった画像認識のエラー率（間違える割合）は，深層学習が脚光を浴びるようになった 2015 年に 5％程度に減り，2017 年には 2～3％程度まで減少しています．人間の画像認識のエラー率は 5％弱とされていますから，限られた条件のなかでは，もはや人間を超えた，と言ってもいいでしょう．この精度の向上は，自然言語処理や機械翻訳，音声認識といった，そのほかの AI が適用されている分野に比べても頭抜けています[※1]．

　ところが画像認識というのは，1950 年代に AI が最初に検討された当初は，じつはあまり期待されていない分野だったのです．なぜなら，画像を見て，それが猫か犬か，あるいはペンギンかと判断することや，壁にぶつからずに廊下を歩くといったことは，私たちが日々行っていることで，とても簡単に思えたからです．つまり，人工知能で扱うべき「知的なタスク」だとは考えられていなかったというわけです．まさかその画像認識が，飛躍

的な進展を遂げ，現代社会を支える基盤になろうとは，AIの黎明期の研究者たちは誰も想像しなかったことでしょう．

楽勝だと思われていた「画像認識」

　さてここからは，AIの歴史を繙きながら，なぜ画像認識AIが飛躍的な進展を遂げることになったのか，その理由を探っていきたいと思います．

　AIという概念自体は，英国の数学者で，第二次世界大戦中は暗号解析に貢献したアラン・チューリングが，1947年にロンドン数学学会の講義で提唱したのが最初とされています[※2]．世界初の電子計算機といわれるENIAC（エニアック）が稼働したのは1940年代半ばのことですから，コンピュータが誕生してほどなく，チューリングはAIの概念を着想したことになります．そして1950年には，チューリングは「チューリング・テスト」という，コンピュータに知能があるかどうか，言い換えると，人間から見て機械に知能があるように見えるかどうかを判別する有名な実験を提唱しました．これにより，あたかも人間とやりとりしているように感じる機械であれば，そこには知能があると見なすという，AIに関する一つの明確な指標を示すことになりました．

　その後，AIという言葉自体が誕生したのは，1956年の夏に米国東部にあるダートマス大学で開催された，ダートマス会議においてです．10人の研究者が集い，学習や知能にまつわる機能を計算機で実現する方法論につ

いて議論したこのワークショップで，初めて「Artificial Intelligence ＝人工知能」と呼ぶことが決められました．ここでは，自然言語処理に加えて，「ニューラルネットワーク」（のちの深層学習につながる概念）も AI の話題の一つとして取り上げられていましたが，当時はまだ，画像認識自体は主要なテーマとはなっていませんでした．

ダートマス会議の参加者であり，AI の父と言われるマサチューセッツ工科大学のマービン・ミンスキー教授も，当初は画像認識を軽んじていたふしがあります．その証拠に，1966 年のある日，ミンスキー教授は学部学生の一人を呼び出して，夏休みの課題として計算機にカメラを接続して，そこに写るシーンを説明するシステムをつくらせようとしたというエピソードが残っています（これは大げさに盛った話だという説もありますが）[3]．つまり，画像認識は学部学生（研究者の卵）の夏休みの課題に十分なテーマであり，AI のプロの研究者が取り組むような難しい課題——たとえばチェスを指すプログラムの開発といった「高度」な研究テーマに比べるとたいしたことがない，と考えていたわけです．

確かに，人間にとって犬や猫を識別することはいともたやすいけれど，チェスが名人級にうまい人は非常に少ないわけですから，当時の研究者たちがチェス AI をつくるほうがはるかに難しいと考えたのも無理のないことでした．

しかし，いまやチェスはもとより，将棋や囲碁についても，その道のトッププロが太刀打ちできないほどに，

計算機プログラムは進化を遂げました．一方で，いまだ人間のように画面に映るシーンを認識して説明するようなシステムは存在しません．

　それでもなお，何がコンピュータにとって「高度」で難しい問題なのか，一般にはいまだに十分には認識されていないように思います．人間にとっていとも簡単なことが，AIにとってはたいへんな難問であるというケースは，まだ世の中に数多く存在しているのです．

世界で初めて顔画像認識を実現した金出武雄先生

　画像認識が軽んじられていた時代に，その難しさに最初に気づいたのは，コンピュータビジョンの研究者たちでした．コンピュータで人間のように（あるいは人間が見えないものまで含めて）世界を認識できる眼をつくることを目的するコンピュータビジョンは，まさに人工知能の一分野という位置づけで，1970年代頃から本格的に研究がスタートしました．そして，そのなかで実際に画像認識にトライしてみたら，とんでもなく難しいことに気づくことになったのです．

　最初に画像認識研究の緒を示したのは，カーネギーメロン大学ワイタカー記念全学教授の金出武雄先生です．金出先生は，1973年に京都大学の大学院生だった当時，1970年の大阪万博で集められた1,000人以上の来場者の顔を撮影したデジタル画像をもとに，目や鼻，口の位置や角度などの特徴を抽出して，自動的に画像を分類するコンピュータ・プログラムを開発して博士論文として発

表しました．これが，顔画像の入力→特徴抽出→認識という，画像認識処理の一連の過程をコンピュータで自動的に実現して見せた，世界初の研究と言えます（「米国国立科学財団（National Science Foundation, NSF)」のレポートにもそう認定されています）[4]．

ただ，その実現は困難をきわめました．いまなら，コンピュータに画像を取り込むのになんの苦労もいりませんが，当時はまったく状況が違っていました．画像を入力するためにフライングスポットスキャナーと呼ばれる，CRT（ブラウン管）の光で物体をなぞって画像を取り込むセンサーを計算機に接続する必要があり，その回路を自前で設計・作成し，さらにその画像を出力するための出力用の回路も自前でつくらなければなりませんでした．たいへん興味深いことに，この博士論文にはこれらの回路図まで記載されていますが，コンピュータにどうやって画像を取り入れるのか，そしてどうやって取り出すのかを詳細に示さなければならないほど，当時，コンピュータで画像を扱うことはとても難しいことだったのです．

さらに，画像や映像のデータというのは巨大です．私たちがパソコンで1MB（メガバイト）もある文章を書くのはかなりの労力を要しますが，最新のスマートフォンで撮った写真なら1枚で1MBのサイズを軽く超えます．日常的に写真を撮って保存し続ければ，数GB（ギガバイト）のメモリもやがてはいっぱいになってしまいます．ましてや映画などの動画を高画質で録画しようも

のなら，数TB（テラバイト）の容量のハードディスク
レコーダーもすぐに埋まってしまうでしょう．

　記録媒体の歴史を振り返ってみても，計算機用の安価
な外部記録装置としてCD-ROMが出現したのは1980
年代のことで，DVDが出てきて，映像をまともに扱え
るようになったのは1980年代，GB～TBオーダーのフ
ラッシュメモリが開発されて画像や映像が自由自在に扱
えるようになったのは最近のことですから，画像認識と
いう技術がなかなか実用化されなかったのは当然のこと
だったのです．

視覚情報の処理はなぜ難しいの？

　コンピュータへ画像を取り込んだり，処理できるメモ
リを増やしたりといった技術的な難しさは技術の進化と
ともに徐々に解消されることになりましたが，じつは画
像認識にはもっと本質的な難しさが潜んでいました．

　それは，どうやったら画像が認識できるのか，その方
法がよくわからないところにあります．人間はどうやっ
て猫を猫だと認識しているのか，いまだに誰もちゃんと
説明することはできません．将棋であれば，すべての棋
譜を読めば，正解にたどり着くことができます．もちろ
ん，それをすべてコンピュータで計算しようとすると莫
大な時間がかかってしまいますが，どうすれば勝てるの
かという方法（アルゴリズム）はわかっています（実際
の将棋ソフトでは，計算量を減らすためのさまざまな工
夫が凝らされていますし，最近ではAIが新しい戦法を

開発するくらい進化しています）. ところが, 画像認識については, その答えにたどり着くために何をすればいいのか, その道筋自体が見出せませんでした.

また, 本来, 視覚情報には時間の情報が含まれていますが, 画像にしろ動画にしろ, 一瞬の時間を切り取って表現することで（動画の場合は静止画の連続）, 前後の文脈が抜け落ちてしまうことも, 認識を難しくしている一因と言えそうです. そうしたさまざまな理由により, そもそも画像認識のためのコンピュータ・プログラムをどうやって書いたらいいのか, 誰にもわからなかったのです.

先に紹介した金出先生の博士論文では, 目や鼻や口などの顔部品の検出に二値化画像の射影という方法を採用しています. つまり, 濃淡のある画像を白と黒のいずれかに変換するという処理です. さらに, 顔全体の制約と顔のそれぞれのパーツの検出との相互作用, つまり目と鼻と口の位置関係などをプログラミングしようとした点で, たいへん先進的な取り組みでした. しかし, そもそも人の認識過程を説明できないことに加え, さまざまな顔に対応しようとするといちいちプログラムを変更する必要があり, この方法では限界が見えていました.

考えてみれば, テキストや数値は人間がつくり出した人工的なデータですが, 画像や映像は実世界をそのまま観測した「生」の情報であるという, 根本的な違いがあります. デジタル画像は, 各画素を色の三原色であるRGB値（赤・緑・青）に置き換えることが可能ですが,

そこに写し出されているモノに対応する領域はどの画素に記されているのか，単語に相当するような意味を読み取ることはできません．つまり，画像を扱う場合，観測できる画素値などの情報と，知りたい意味の情報が一致していないこと，すなわち「セマンティックギャップ」が問題を難しくしていると言えます．

　セマンティックとは，英語で「意味」を表す形容詞です．たとえば，画像情報の場合は画像のなかで表現されている物の名称や事象，テキスト情報の場合は文脈のなかで推定される物や事象をセマンティック情報と呼びます．そしてセマンティックWebといえば，コンピュータがWebサイトに記述された内容の意味を理解して，その意味に基づいてコンピュータ同士が処理をする技術と言えます．しかし，現状はコンピュータ自身がWebサイトの情報の意味を理解し，解釈して処理を行っているわけではありません．もっとも，「情報についての情報（メタデータ）」を付加することができれば，あたかも意味を理解しているようにふるまうことは可能になります．テキストであれば，猫は哺乳類であるとか，リンゴは果物である，といった概念同志の関係性を記述していくことで，知識を表現することができるでしょう．

　しかし画像では，そこに描かれている情報を記述すること自体が困難です．「真珠のイヤリングをしていて，青いターバンを巻いている女性」と説明されれば，多くの人は，フェルメールの「真珠の耳飾りの少女」の絵を思い描くかもしれません．しかし，それだけの情報では，

その絵であると断定することはできませんし，フェルメールの絵が放つ魅力そのものを伝えることはできません．

コンピュータによる意味の理解——そこにはいまだに超えられない，深い溝があるのです．

第一次 AI ブームと対話型 AI「Eliza」

ここで改めて，AI と画像認識技術がいかにして進歩してきたのか，その歴史を振り返ってみたいと思います．

AI が提唱された先のダートマス会議では，会議の主要なメンバーであったアレン・ニューウェルとハーバード・サイモンによって，英国の哲学者で数学者のバートランド・ラッセルとアルフレッド・ノース・ホワイトヘッドが記した『プリンキピア・マテマティカ（数学原理）』（1910〜1913 年）に記載されたさまざまな公理をしらみつぶしに組み合わせることで，自動証明を行うというデモンストレーションが実施されました．この本は，19 世紀後半から 20 世紀前半にかけて，近代西洋の思想・哲学を背景に登場した「論理主義」に基づき，数学の基礎について記した全 3 巻からなる有名な書物で，そのなかに出てくる定理をコンピュータが証明したことはたいへん衝撃的な出来事でした．

さらに 1966 年には，ジョセフ・ワイゼンバウムが世界初の会話ボットと言うべき，対話型の AI「Eliza（イライザ）」を開発します．これは，精神科医の会話を模倣したシステムで，被験者が打ち込んだコメントを適当に反復して問いかけることで，あたかも被験者の言葉を

理解したかのように返答します．たとえば，「お腹が痛い」と入力すると，Eliza は「なぜ，お腹が痛いの？」とオウム返しのような単純な会話を返します．それだけではなく，「ほかの話をしましょう」とか，「なぜ，わけのわからないことを言っていると思うのですか？」といった会話も織り交ぜます．それがいかにも精神科医によるセラピーらしいとして，多くの人に生身の人間だと信じ込ませることに成功しました．

　もちろん，Eliza の会話に不自然なところもあることから，誰もが騙されたわけではありません．したがって，Eliza がチューリング・テストに合格したとまでは言うことはできませんが，その可能性を示した画期的な試みと言えます．これを機に，第一次 AI ブームが巻き起こりました．

人間の脳のしくみを模倣したニューラルネットワーク

　一方，この AI ブームに動きに先んじて，1940 年代に心理学者や生理学者という，AI 研究者とは別の分野のグループを中心に，異なるアプローチによる研究が始まっていました．現在の深層学習につながる，ニューラルネットワークの研究です．ニューラルネットワークとは，そもそも人間の脳の神経細胞から構成されるネットワークのことで，このしくみを計算機で模倣しようという試みです．人間の脳のような複雑なネットワークを実現すれば，人間と同じような知的な活動を実現できるのではないかという発想から始まった研究でした．

この研究のなかで，1958年に米国の心理学者，フランク・ローゼンブラットはパーセプトロンというしくみを提案しました．これは入力層と出力層の2層からなる単純なニューラルネットワークのモデルで，いうなれば神経ニューロンのような役割を果たします．もちろん，人間の脳はとてつもなく複雑なので，パーセプトロンはあくまでもニューロンの機能とニューラルネットワークの構造をきわめて単純化して表したものです．

　脳の神経ニューロンは，樹状突起と呼ばれる部位から突起を伸ばして，他の細胞から入力の刺激として電気信号を受け取り，その入力信号がある閾値を超えた場合だけ，次のニューロンに信号を伝えるという働きをします．これを，「ニューロンの発火」と言います．

　この神経ニューロンのしくみを数理的に模して，パーセプトロンは0か1を出力します．つまり，出力が1ならニューロンが発火したときのように，次のニューロンに情報を受け渡すというわけです．その際，出力が0になるか1になるかを決定づけるのが，「重み付け」と「バイアス」と呼ばれる二つの数値です．重み付けは入力の重要度を調整するための値，バイアスは1を出力する度合いを調整するための値，つまりニューロンで言うところの発火の傾向の高低（つまり閾値）を表す値です．そして，出力が0か1になるかは，それぞれ重み付けした各入力の和とバイアスの比較で決まります．

　人間の脳の神経ニューロンは，学習によってシナプスの結合強度を変化させますが，ニューラルネットワーク

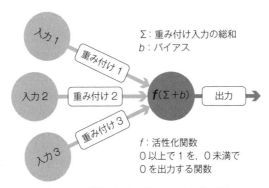

入力 1

重み付け 1

入力 2

重み付け 2

$f(\Sigma + b)$ 出力

入力 3

重み付け 3

Σ：重み付け入力の総和
b：バイアス

f：活性化関数
0以上で1を，0未満で
0を出力する関数

図 2-1　単純パーセプトロンの作動原理

1つのパーセプトロンへ3つの入力がある例を示す．入力1～3は，いずれも0か1の値を取るため，重み付けがない場合の入力の総和は0～3の整数値となる．ここで重み付け1～3の値を変えると，入力の総和もさまざまに変化する．さらに，重み付け入力の総和にバイアスを足してパーセプトロンへの入力値となる．重み付けやバイアスは正の値のみならず，負の値も取り得る．この入力値を活性化関数で処理して0か1の出力を決定する．

も学習により重み付けやバイアスを変化させる，というところが肝になります．

　このような単純なしくみにもかかわらず，パーセプトロンはさまざまな関数を表現することができ，データに基づいて学習することで必ず正解を導き出すことが証明されました．これにより第一次ニューラルネットワークブームが巻き起こることになったのです．

　ところが，これにケチをつけたのが，先述した AI の父ことミンスキー教授らです．ミンスキーは，パーセプトロンのモデルでは，線形分離可能な問題（二つの集合

が二次元平面上にあるとき，それらの集合を一本の直線で分離できる問題）しか解くことができず，簡単な非線形関数でも学習できない，という致命的な欠陥を指摘しました．ちょっとややこしいですが，要するにそれぞれの集合を直線で分けられる場合はいいけれど，それぞれの要素の境界が複雑に入り組んでいて，曲線でしか線引きできないような問題は解くことができない，ということを指摘したわけです．

余談ですが，ローゼンブラットとミンスキーはブロンクス高等学校の同級生だったそうです．高校時代からライバル関係にあったのかどうかわかりませんが，第一次AIブームの最中にあって強い発言力を持っていたミンスキー教授の指摘により，最初のニューラルネットワークのブームは下火になってしまいました．

第二次AIブームの主役「エキスパート・システム」

一方，ミンスキー教授らが率いたダートマス会議に端を発するAI研究も，第一次ブームは長く続きませんでした．決められた論理問題を解くだけのAIに，有効な使い途が見出せなかったためです．実際の人間の思考は論理に加えて，経験や知識，勘などを頼りに意思決定をしているわけで，論理問題を解くだけのAIには現実の複雑な問題を解くことはできませんでした．当時のAIは，「トイ・プロブレム」（おもちゃの問題）しか解くことができないと揶揄されて，ブームは終わりを迎えます．

それから四半世紀を経て，1970年代後半から再び登

34

場したのが，スタンフォード大学のエドワード・ファイゲンバウム教授らが提唱した「エキスパート・システム」です．これは，多くの知識を蓄積して，それらを組み合わせて推論するという，いわば専門家の顔つきをしたAIでした．汎用推論エンジンに，たとえば内科医などの専門的な知識をルール化して搭載することで，素人に対して，専門家（エキスパート）並みのアドバイスを行い，問題解決に導くのです．ここでもっとも重要なのがルールの作成であり，大量のルールと辞書を整備することで，専門家のように解答することができるようになりました．

　なかでも，1972 年に細菌性血液感染症を診断して抗生物質薬を処方するために開発された「MYCIN（マイシン）」というエキスパート・システムはそれなりの好成績をあげて，第二次 AI ブームに火をつけました．この MYCIN の正答率は 69％とまずまずの結果でしたが，8 割程度で正しい答えを出す専門医にはおよばなかったうえ，システムによる誤診の責任の所在を明確にできなかったことから，実際に医療現場で使われることはありませんでした．ただ，新人医師や専門医以外の医師よりはいい成績を上げたことから，エキスパート・システムの開発は加熱していきます．1980 年代になると，法務や会計，人事，金融などの分野で，実用的なツールとしてエキスパート・システムの商用化が進み，米国の大企業の業務支援などに広く活用されました．

　ところが，このエキスパート・システムに端を発する

第二次 AI ブームも，長続きはしなかったのです．その理由は，知識の獲得とルールの作成，そのメンテナンスには膨大な作業とコストが必要で，しかもそれが際限ないことがわかったためです．実際に，専門家にヒアリングして知識を聞き出す作業や膨大なルールを矛盾のないように整理するのは，たいへんな労力がいります．さらに，専門家の長年の経験や知識に裏打ちされた勘のようなものまで，すべてを明示的に記述するのは困難で，どこまで書けば十分と言えるのかがわかりませんでした．

　その根源的な障壁となっていたのが，米国の計算機学者で，ミンスキーと並ぶ人工知能研究の第一人者であるジョン・マッカーシーとパトリック・ヘイズが提唱した，「フレーム問題」と呼ばれる難問です．

AI の進展を阻んできた「フレーム問題」

　フレーム問題の例としてよく挙げられるのが，哲学者のダニエル・デネットによるロボットの話です．洞窟の中にロボットを動かすバッテリーがあり，そのうえに時限爆弾が仕掛けられています．このままでは爆弾が爆発してバッテリーが破壊されてしまうため，ロボットはバッテリー交換ができなくなってしまいます．そこでロボットに，「洞窟からバッテリーを取り出してくるように」と指示を与えます．はたして，ロボットは無事にバッテリーを運び出せるでしょうか．

　このとき，ロボットにどんなルールを与えるべきなのかが課題になります．バッテリーを持ち出すにあたり起

こり得るさまざまな可能性——バッテリーを動かすとき時限爆弾は爆発しないか，バッテリーを動かす前に時限爆弾をどかさなければならないか，洞窟の天井が落ちてきたりしないか，ワゴンを引っ張ると壁の色が変わったりしないか——といったありとあらゆる事柄をルールとして書き出しいていくとキリがありません．かといって，人間であれば常識や経験則からわかるようなルールであっても，それを持たないロボットにとっては，完全に曖昧さを排除しない限り，必ずしも正解の行動を選ぶことはできません．

　そもそも，人間は予測に基づいて行動しています．この予測には，その瞬間に目で捉えた画像だけでなく，時間の観念や物理モデル，自身の体性感覚などが不可欠です．つまり，「この箱は金属製で重そうだから，これくらいの力で持ち上げないといけないな」とか，「洞窟からバッテリーを持ってくるのにはだいたい 10 分くらいかかるかな」といったことを，無意識であってもあらかじめシミュレーションしたうえで，行動しています．もちろん，持ち上げてみたら，思ったよりも軽くて，拍子抜けするようなこともあるでしょう．それでも，人間がその都度，そのときの状況に合わせて，臨機応変に対応できるのは，生得的な感覚に加えて，経験のなかで培ってきた常識や時間の観念，物理モデル，身体感覚を持ち合わせていればこそです．

　では，それらをすべて記したとしたらどうでしょうか．たとえ考え得る限りの事柄を書き出したところで，その

膨大なルールを処理しようとすると，幾万通りもの可能性を考慮する必要があり，どんなに高速なコンピュータを使っても計算に膨大な時間がかかってしまいます．つまり，ロボット（AI）はあらかじめ枠（フレーム）をつくって，そのなかで思考することしかできないということになります．

　もちろん人間においても，フレーム問題は存在しますし，人によってはうまく対処できないこともあるでしょう．ただ，多くの人はすべての可能性を事前に思い浮かべなくても，経験則や常識などを使って，その場に応じてそこそこうまく切り抜けることができます．一方，AIにとっては臨機応変に対応することが非常に難しい．つまりこのフレーム問題こそが，きわめて限定的なタスクにしか対応できないという，エキスパート・システムの限界を示すことになったのでした．

　フレーム問題自体は現在もすっかり解決された，というわけではありません．ただエキスパート・システムの考え方は，計算機やストレージの性能が格段に上がったことに加え，Webという世界中の膨大な知識を活用できるようになったことで，2000年以降，ふたたび息を吹き返します．

　その代表例が，IBMが開発したAI，ワトソンです．ワトソンは，2011年に米国の人気クイズ番組「ジェパディ！（Jeopardy!）」に出演し，歴代のチャンピオンと対戦して優勝を果たしたことで一躍有名になりました．その後も進化を続け，医療分野では，ゲノムデータベー

スや医学文献・学術出版物，臨床ガイドライン，化合物データベース，臨床試験情報，さらにはFDA承認薬情報などの膨大な知識を活用しながら，文献解析，臨床検査の解析，がん治療の解析，ゲノミクス情報の解析など，さまざまに活用されています．たとえば，個々人のゲノムデータを解析してがんの変異を正確に見つけ出すといった臨床シークエンスと呼ばれる分野では，専門医が約1〜2週間かかるような作業を，ワトソンならわずか10分たらずで処理できるそうです．背後に膨大なデータベースがあればこそでしょう．

　あるいは，ECサイトでその人の見た商品情報から類似商品を提案するレコメンドシステムも，エキスパート・システムの発展型の一つと言うことができます．計算機の能力が飛躍的に向上したことで膨大なルールと知識を扱えるようになったことと，Webという膨大な知識の宝庫を背景に，エキスパート・システムは別の姿で現代に蘇ったと言えます．

　一方で，自由に動き回って，人間を助けてくれるような汎用的なロボットは，いまだに実現していません．

第五世代コンピュータ開発プロジェクトの意義

　ところで，エキスパート・システムの開発と同時期に，日本では570億円もの国家予算を投じて，通商産業省（現・経済産業省）の主導のもと，「第五世代コンピュータ開発プロジェクト」と呼ばれるビッグプロジェクトが実施されていました．これは，欧米をしのぐ斬新なコン

ピュータをつくるという壮大な目標を掲げ,「人間の言葉を理解し, 人間とコミュニケートしながら問題を解決するコンピュータ」をめざすという, たいへん野心的なプロジェクトでした.

このプロジェクトがめざす姿がエキスパート・システムと大きく違っていたのは, 知識よりも論理に重点を置いた点です. いわば第一次 AI ブームで開発された, 論理 AI を深掘りした取り組みと言えます.

それを実現するために, 高速に推論する並列処理のプロセッサとソフトウエアの開発に臨みましたが, 残念ながらすぐに実用に結びつくようなものを開発することはできず, その点においては失敗に終わりました. ここでも, フレーム問題や意味の理解, 人間の曖昧なコミュニケーションを可能にしているものの正体といった, 人間の知能に対する本質的な問いが大きく立ちはだかりました.

もっとも, このプロジェクトを通じて, 多数の優秀な人材が集まり, コンピュータ・サイエンス分野の博士人材をたくさん輩出して, その後の並列処理アーキテクチャ領域や論理プログラミング言語領域など, 現在の IT 基盤の礎を築くことに貢献した点では大きな意味があったと言えます.

エキスパート・システムで画像認識に挑戦

さて, ここまで見てきたように, 第一次, 第二次の AI ブームで中心的な役割を果たしてきたのは, 明示的

に記号で表された論理を基盤とする論理 AI か，知識や
ルールをベースにした自然言語処理やテキスト処理など
でした．

　一方，当初，AI の重要なタスクだとは考えられてい
なかった画像認識でしたが，それがとんでもなく難しい
問題だとわかったからと言って，その後，放り出されて
しまったわけではありません．なにより，画像を入力し
て，それが何であるかを自動的に判断するといったニー
ズは連綿とあり続けてきました．

　たとえば，工業製品の品質を自動的に検査したいとい
う要望はいまも切実にあり，対象物の輝度値を測って欠
陥かどうかを見つけるといったプログラムが開発されて，
重用されています．ただし，これらは条件が一定に保た
れている工場のなかでは機能しても，一歩，工場の外へ
出て，条件が変わってしまうと使いモノになりません．
そうしたことから，人間が視覚で認識しているような，
汎用的な画像認識の開発をなんとか実現できないか，と
いうのが研究者たちの悲願となっていました．

　じつは，第二次 AI ブームの最中，エキスパート・シ
ステムによる画像認識へのアプローチも試みられました．
つまり，知識とルールで画像認識をしようという取り組
みで，画像に紐づけられたテキストと，処理の手順を記
したルールを整備することで画像認識を行おうとしたわ
けです．これは，現在の深層学習のように，画像そのも
のを学習に使う方法とはまったく異なるアプローチによ
るものでした．

エキスパート・システムによる画像認識の試みには，米国のコンピュータサイエンティストであるデビット・ワルツによる 1975 年の研究があります．これは積木のようなブロックのシーンを表す線画の認識のために，線に与えられる制約をすべてルールとして計算機に搭載することで線画の画像認識を可能にするシステムです．ただし，対象にできるのは簡単に線画として表すことができる画像だけで，実世界の複雑な画像を線画に置き換えて認識する，といったことはとうてい無理でした．

　そうしたなかで開発されたのが，テネンバウムが 1977 年に発表した画像認識システムです．これは実世界の画像を構成する各領域を分割し，それぞれにラベルをつけ，各領域の隣接関係や位置の関連性をルールとして搭載することで，画像認識をしようという取り組みです．これにより，積木の世界の認識から実世界の認識へと扉が開かれることになります．

　さらに 1981 年には，ロボット研究者として名高いロドニー・ブルックスが，万能 3D シーン認識システム「ACRONYM」を発表します（ブルックスは，ロボット掃除機「ルンバ」の生みの親です）．これは，ルールさえ搭載すればどんなシーンでも認識できるというふれこみの画像認識 AI でした．

　しかしほどなくして，これらは比較的簡単なシーンの解析にもかなり多くのルールを記述する必要があり，かつルールの作成も困難であることが判明します．つまり，ルールベースの画像認識も，そのほかのエキスパート・

システムと同様に，先述のフレーム問題の壁にぶち当たることになり，研究は停滞してしまうのです．

この後，画像解析研究者は画像認識研究から離れ，たとえばステレオ計測のように，二つの視点で対象物を複数の異なる方向から同時に撮影することで位置情報を把握したり，輝度値や陰影を用いて距離を推定したりといった，画像に基づく計測の研究に注力していきます．こうして，AIによる画像認識の研究は急速に衰退していきました．

冬の時代を経て，「機械学習」で息を吹き返した画像認識

画像認識は，いまではコンピュータビジョンのなかの一課題として位置づけられていて，コンピュータビジョン分野のトップ国際会議であるCVPRなどで広く研究発表がおこなわれています．ところが，1990年代前後には，こうした国際会議では画像認識はほとんど扱われなくなり，画像認識に関する論文は一切，採択されなくなってしまいました．画像を領域に分割するセグメンテーションと呼ばれる研究ですら，避けられるようになり，画像認識の研究者たちは発表の場を失い，研究は停滞してしまいます．

セグメンテーションとは，画像を領域ごとに分割する技術のことですが，現在，実用化に向けて急ピッチで開発が進められている自動運転車において，リアルタイムに画像領域の意味を識別して，それが道路なのか，前を走る車なのか，歩行者なのかといったことを見極め，障

害物かどうかを判断しながら走行するうえで，きわめて重要な役割を担っています．そうしたことから，最近のトップ国際会議では，意味セグメンテーションや画像認識の研究発表は花盛りとなっているのです．

このように，どのような研究分野であっても，研究テーマにはブームや旬があり，うまくいかなくて停滞したり，ときには多くの研究者があきらめていなくなってしまったりということがあります．ところが，あるブレークスルーや社会のニーズをきっかけに，何十年も経ってからふたたびブームが到来し，やがて社会のなかで広く使われるものになる，ということはよくあることです．まさに，画像認識もその一つだったというわけです．

さて，そのような冬の時代を経験した画像認識が息を吹き返すことになったのは，1990年代以降，大量の画像を集めて「機械学習」という方法論で認識問題を解く，というアプローチが成功したことによります．

その少し前，先述のニューラルネットワークの研究分野で，1986年に米国の認知心理学者のデビット・ラメルハートらが「バックプロゲーション（誤差逆伝播法)」という新しい手法を発表していました．このしくみはいわば，出力した答えが間違っていたり，期待した答えと離れていたりした場合に，誤差を出力側から逆方向に返して，各ニューロンの誤りを正すというものです．これを用いた多層パーセプトロンにより，かつて単純パーセプトロンでは解けなかった非線形問題の学習が可能になりました．これにより，文字の認識や，音声や画像から

自動的に一定の規則を見つけ出すパターン認識と呼ばれる処理ができるようになって，複雑な問題が解けるようになっていました．

　こうしてニューラルネットワークの精度が飛躍的に上がり，ニューラルネットワーク第二次ブームが到来します．1990年代のブームの絶頂期には，日本の家電メーカーから学習機能を謳い，「ニューロ＆ファジィ」と名のついた家電品が発売されるなど，その研究の成果の一端は一般家庭にまで浸透することになったのです．

　そこににわかに頭角を現したのが，機械学習です．サポートベクターマシン（Support Vector Machine, SVM）と呼ばれる，教師あり学習を用いるパターン認識モデルである機械学習の手法が見出され，とてもよい精度を示したことから，ニューラルネットワークは下火となって第二次ブームも幕を閉じることになりました．奇しくも，エキスパート・システムによる第二次 AI ブームの終焉と時を同じくして，ニューラルネットワークもまた，冬の時代を迎えることになったのです．

かしこくなるポイントは「学習」にあり

　機械学習の概念を最初に唱えたのは，米国の計算機科学者であるアーサー・サミュエルです．1959年のことでした．当時，IBM の研究者だったサミュエルは，IBM の最初の商用コンピュータでプレイできるチェッカーというボードゲームのプログラムを開発したことで知られています．じつはサミュエルは，「機械は教示さ

れたことしかできないので，決して知的ではあり得ないと」[※5] 考えていたようです．

当のサミュエルは，チェッカーゲームはあまり上手ではありませんでした．より強いチェッカーゲームのプログラムを書くために，チェッカーの弱い自分が設計をしても限界があると感じたサミュエルは，「明示的なプログラムを書くことなくコンピュータを動作させる」ことが重要だと考えました．つまり，あれをやれ，これをやれといちいち指示をしなくても，ちゃんと答えを出してくれるコンピュータをつくろうとしたわけです．

その方法として着目したのが，機械自身に「学習」させることです．そして実際にプログラムに数万回もチェッカーゲームを対戦させ，どのようなボードの配置だと勝つ傾向があるのか，あるいは負ける傾向があるのかといったことを機械に学ばせました．こうして，サミュエル自身よりも強いチェッカー・プログラムを生み出すことに成功したのです．

機械学習はAIと重なる部分が大いにある分野ですが，AIのように機械で人間のような知能を実現することを目的として始まったわけはなく，その名の通り，機械が学習することで「汎化」能力を獲得することにより，適切な答えを導き出すことをめざしてきました．

ちなみに汎化とは，一般化，普遍化することで，過去の知識やたくさんのデータから共通する性質や，共通して適用できる法則などを見出すことと言えます．このとき，過度の学習は禁物です．学習をしすぎることによっ

て判断の基準が厳しくなりすぎると，ちょっとでもパターンが異なるだけでまったく違うものだと判断して，間違った答えを出してしまうからです．これを「過学習」と言います．汎化には，データに含まれる誤差，ノイズといったものを適度に無視する能力が求められるというわけです．

あるいは，学習とは「分ける」こと，と言い換えることもできるかもしれません．つまり，大量のデータのなかから，それらをルールやパターンごとに分けて，その分け方を自動的に習得し，それをもとに未知のデータを処理するやり方（予測モデル）を獲得する，というのが機械学習の大きな特徴になります．

そのため，機械学習は大きく分けると，「学習（training）」と「推論（inference）」という二つのフェーズを経ることになります．画像認識であれば，一つめの学習のフェーズで，膨大な数のさまざまな写真データを読み込みます．いわば，機械に「データを食わせる」わけです．そして，機械学習は大量の画像を分けながら自動的にパターンを見つけて徐々にかしこくなっていきます．そして2つ目の「推論」のフェーズで，学習したシステムを使い，未知の画像が犬なのか猫なのかを推論して言い当てる，というしくみです．

このように機械学習は，学習の際に過去の大量のデータを用いるという点では，統計学と親和性の高い分野です．たとえば過去の株価の変動から将来の株価を予測するといったことに役立つ「回帰」と呼ばれる機械学習は，

まさに統計学と大きく重なる分野と言えます.

機械学習って AI なの？

少し話が横道にそれますが，そもそも何を指して AI と呼ぶのでしょうか．機械学習は AI なのでしょうか？

AI というのは，日本語にすると人工知能と呼ばれるように，「人間の知的活動とみなし得るものを人工的につくり出す」ことです．これまでも将棋や碁を指したり，音声を聞き取ったり，会話をしたりする AI がつくり出され，いまや人間を凌ぐ能力を携えた AI も多く存在します．画像認識もその能力の一つです．

ただし，AI の概念は時代とととともに変化しています．いまやなんでも AI と呼ばれる時代にあって，機械学習は AI の一種であるという認識を持っている人が多いと思います．ただ，その出自の違いやめざす姿の違い，あるいは研究コミュニティの違いにより，重なる部分が大きい概念でありながらも，機械学習は AI である，と言い切るのは少々乱暴かもしれません．別モノなのか，包含関係にあるのか，あるいは重なる部分があるのか，というのはそれぞれの人の立ち位置や見方によっても異なるところです．

そもそも，AI の定義も専門家によってそれぞれで，一般の人がイメージしている AI とも少し違う姿をしているように思います．一般には AI はかなり広い概念として捉えられていると思います．そうしたことから，厳密に定義するのは難しいのですが，本書では機械学習は

AIを実現する一つの手段ではありますが，AIそのものではあるという立場は取っていません.

　一方，ニューラルネットワークは脳の神経ニューロンを模した数理的なモデルであり，機械学習は機械に学習をさせるという方法論ですから，次元の異なる概念のように思います．ただ，ニューラルネットワークは学習により最適解を導き出すという点で，機械学習の一つのモデルであると言うことができそうです．そして，深層学習はニューラルネットワークの一種です．

　ところが話をさらにややこしくしているのが，現在，一般にAIと言われているものの多くは機械学習や深層学習により実現しているシステムを指すことにあります．巷にあふれるAIの本やWeb上のコンテンツなどを眺めると，こうした用語がじつにさまざまに定義されていることに気づくでしょう．そうしたこともあり，AI界隈の研究者のなかには，AIという言葉自体を使いたがらない人もいます．

　ただ，いつの時代も，定義がどうであれ，人々のAI的なるものに寄せる期待はたいへん大きなものがあります．そして，コンピュータがよりかしこくなって，人間の仕事の一部を任せることができることはたいへん有意義なことであり，とくに医療の飛躍的な進展には欠かせないのです．

絶妙な「データセット」が研究を加速する

　話を元に戻しましょう．

機械学習で画像認識がうまくいった最大のポイントは，どのように画像認識が機能しているのかをまったく問わない点にあります．要するに，画像を認識するにあたり，どうやってこのパターンを見つけ出したのかといった，人間が言葉で説明できるような手続きをあきらめてしまったことが功を奏しました．人間がどうやって画像認識をしているかをうまく説明できないように，機械学習においても，学習した結果，何がわかったのかを説明することはできません．しかしそれが結果として，画像認識の精度を大きく上げることにつながったのです．

　この機械学習を用いて，世界で初めて実用的な精度の顔検出器を実現したのは，1996 年のローリーらによる二並列のニューラルネットワークを用いた顔検出手法です．この研究で注目すべきなのは，大量の顔画像を集めたデータセット「CMU-MIT」（カーネギーメロン大学とマサチューセッツ工科大学が集めたもの）を構築して，これを活用したことにあります．認識精度は 90% 以上という画期的なものでした．このように大量の画像を用いた手法は，のちに一般の物体へと拡張されるようになり，そのためのデータセットが構築されて，研究に供されるようになりました．

　なお，データセットは通常，訓練用と検証用，テスト用と三つのサブセットに分かれていて，最初に訓練用のデータで学習したのち，検証用のデータでチューニングを行って，テストデータで予測の精度を測る，という構成になっています．

画像認識の精度の向上には，こうした共通のデータセットが欠かせません．なぜなら，それぞれの研究者が別のデータセットを使ってしまうと，本当にすぐれたアルゴリズムを開発したのか，たんに使ったデータが学習しやすかっただけなのか，他の研究と定量的に比較して優れている点を確かめることができないからです．そもそも，研究者にとって学習に必要なデータを大量に集めること自体がとても難しく，共通に使えるデータセットがあらかじめ用意されていることは，研究を円滑に進めるうえで欠かせない条件の一つなのです．

　かといってデータならなんでもいい，というわけではありません．そのときどきで焦点となっている課題を解くのに適したデータをたくさん集めておくことが肝要で，研究者への挑戦状とも言えるような，絶妙に難しいデータを揃えておくことが求められます．

　たとえば，1995 年に提供された「COIL-100」は，100種類の物体をそれぞれ 72 方向から撮影した画像からなるデータセットです．当時は 100 種類もの物体を認識することはとても難しいと考えられていましたが，このデータセットを用いたことにより，部分空間法という方法に基づいたエレガントな方法で物体の認識ができることが明らかになりました．つまり，画像を特徴づける数値（特徴量）を数学的な操作（変換）だけで，機械的にうまく分けられるようになったというわけです．

　ただし，COIL-100 では，物体は黒い背景で撮影されていて，対象物を見つけやすいことから，画像認識の問

題としては比較的簡単なものだったと言えます.

　2004年にカリフォルニア工科大学によって公開された，101種類の画像からなる「Caltech 101」と，2007年に公開された256種類の物体カテゴリーからなる「Caltech 256」も，画像認識のベンチマークに用いられてきた重要なデータセットです．こちらは，インターネットから収集した画像なので，背景がじつにさまざまで，COIL-100に比べると，その認識は圧倒的に難しいものでした．とくに，Caltech 256は対象物の位置がバラバラに配置されていて（Caltech 101のほうは，対象物がほぼ同じスケールで，比較的中心に置かれていました），より現実の問題に近づいた難しいデータセットとして活用され，画像認識の進展に大きく貢献しました.

─────【Column】　特徴量って何？─────

　機械学習において，特徴量とは，対象のデータを分類するための定量的な指標のことです．つまり，そのデータにどんな特徴があるのか，注目した特徴をコンピュータで扱えるように数値化したもののことです．言い換えれば，特徴量とは目の付け所のことと言えます．そして，データの何に注目するかによって，よい答えを出せるかどうかが変わってきます.

　最もシンプルな特徴量としては，患者さんの年齢，身長，体重，血圧といった数値情報が考えられます．これらの数値情報をまとめて特徴量と呼びま

す．そして機械学習を用いた医療 AI では，その特徴量を組み合わせることによって，疾患の有無や程度を推測することが目標になります．

　では，対象のデータが画像の場合，画像から疾患部分を検出するにはどうしたらよいでしょうか？画像の一点一点（画素と呼びます）の明るさの数値や RGB の各色の数値をそのまま特徴量として用いることもできるでしょう．しかしこれだけでは，疾患部分だけ明るさや色が異なるというような状況でない限り，疾患部分の検出の役には立ちません．では，別の観点として，疾患部分にはエッジの立つ部分が多いかもしれないと仮定してみることにします．そこで，画像に対してエッジ成分を取り出すようなフィルタをかけ，算出されたエッジ成分を特徴量として加えます．さらに別の観点から，疾患部分にはエッジ成分があまりなく，濃淡の緩やかな変化が他の部分より細かいというケースを考えます．これを求めるために，たとえば画像そのものを周波数変換して特徴量として加える，といったかたちで疾病部分の検出に役立てていきます．

　このように，深層学習のアルゴリズムが出現するまでは，疾患を検出できると思われる特徴量を人がたくさん用意していました．そして，これらの特徴量をさらに変換して目標となる疾患部分の検出に使えるようにする手法が開発されていました．代表的な手法としては，部分空間法，サポートベクターマ

シン（SVM）などがあります．

　一方，深層学習のアルゴリズムでは，画像に対してフィルタをかけたり（正式には畳み込みと呼ばれています），データをまとめたり（正式にはプーリングと呼ばれています）することより，情報を圧縮した数値の組（テンソルと呼ばれています）をつくります．これが深層学習における特徴量になります．深層学習が出てくるまでは，解くべき問題に合わせて特徴量を人間が職人技で定義する必要があったわけですが，深層学習では，特徴量を定義する必要がなく，解くべき問題が多少異なっても，同じニューラルネットワークの構造を使いまわせるようになりました．

共通のデータセットで画像認識の精度を競う「ILSVRC」

　さて，こうしたデータセットに対して画像認識によく

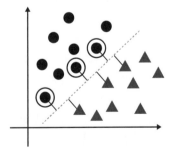

図2-2　サポートベクターマシン（SVM）の考え方

用いられたのが,「教師あり学習」のパターン認識に強い機械学習の手法,SVMです.SVMとは,一言で言うと,マージン（余白）を最大にするように分ける,という手法です.

たとえば,赤と青の点を分けたい場合,赤と青の境界あたりにプロットされた点（本当に予測に必要な一部のデータ）に着眼して,赤から見ても青から見ても,一番距離が離れたところにちょうど真ん中で線引きをして,カテゴリーごとに領土を分けるというやり方です.

この SVM に,汎用画像特徴量 GIST という,画像全体から特徴量を見出す方法を組み合わせることで,先述の Caltech 256 のような難しいデータセットの画像認識がうまくいくようになりました.

GIST の場合は,画像をブロックごとに分割して,それぞれのブロックの空間周波数を調べて,輝度勾配（明るさの差）から特徴量を抽出します.同様に画像の輝度勾配を用いるけれど,画像のなかの局所的な領域の輝度勾配の特徴量を抽出する SIFT（Scaled Invariance Feature Transform）や,こうした局所特徴量を統合する BoVW（Bag of Visual Word）,Fisher vector といった手法も広く用いられていました.

その後,カテゴリー数がものすごく多い画像認識データセットとして,「ImageNet」が提案されました.これは,同義語ごとにグループ分けした「WordNet」（概念辞書）と呼ばれる研究用に開発された辞書から網羅的に選んだ,数万という大量のカテゴリーごとに分類された

画像意味解析用のデータセットです．車とか人とか犬とか，複数の物体が写っている 1,000 万枚もの画像がカテゴリー分けされ，場所と写っているものの意味のラベルがつけられている超巨大なデータセットになります．

2010 年から，このデータセットを使って画像認識を競う「ILSVRC」（ImageNet Large Scale Visual Recognition Challenge）という大規模な国際大会が開催されています．これは，WordNet から抽出された 1,000 カテゴリーについて，120 万枚の画像で学習し，10 万枚の画像を使って認識のテストをするという大会で，世界中の画像認識の研究者がその成果を競い合う一大イベントです．

しかし，ここまでカテゴリーが増え，また特徴も複雑になってくると，先ほどの BOVW や Fisher Vector のような手法やサポートベクターマシンに代表される機械学習では精度を上げることが難しくなってきました．これらの方法は，少ないカテゴリーを分けるときにはたいへんすぐれた精度を発揮しますが，カテゴリーが増えたり，データ量が増えたりすると，計算に時間がかかってしまい，うまくいかなくなってしまうのです．

第三次 AI ブームを巻き起こした深層学習

画像認識コンテスト ILSVRC が始まった当初，1,000 カテゴリーもの識別をするのは，とんでもなく難しいことで，どのチームもなかなか好成績を上げることができませんでした．審査基準は，一つの画像について五つの

答えのカテゴリーを予想してもいいというものです．つまり，そこに写っているのが犬なのか，猫なのか，花なのかを当てるわけですが，五つ挙げた答えのうち一つでも合っていれば正解とみなす，というゆるいものでした（それくらいゆるい基準でもコンピュータにとってはたいへん難しい問題でした）．

　これに対して，多くの研究者が，SVMと先ほどのSIFTやFisher vectorといった特徴量を抽出する方法を組み合わせて，さまざまな工夫を凝らしてコンテストに挑みましたが，誤り率が25%強をなかなか下回らず，1%下げられるかどうかという凌ぎを削る熾烈な戦いとなっていました．

　この状況を打ち破ったのが，機械学習の台頭で下火になっていたニューラルネットワーク，つまり深層学習です．2012年のILSVRCにおいて，トロント大学のジャフリー・ヒントン教授らのグループが提案したスーパー・ヴィジョンという深層学習のシステムが，突如，誤り率16%という数字をたたき出し，他のグループをおさえて圧勝したことで，AI界に衝撃が走ったのです．

　同じ年，グーグルの研究者が，深層学習を用いてYouTubeの動画から1,000万枚の画像を取り出して学習し，猫の画像を認識した，いわゆる「グーグルの猫認識」もたいへんな話題を呼びます．これらの成果は，いわゆる「教師なし学習」によるもので，コンピュータが自動的に猫を認識できるようになったとして，ネットニュースなどにも取り上げられ，一般の人の関心も引きま

した（もっとも，このときはまだ，1,000万枚もの画像を扱うのに1,000台ものコンピュータを3日間稼働させる必要がありましたが……）．

　これを契機に，深層学習は一気にブレイクし，AIとニューラルネットワークによる第三次AIブームが巻き起こりました．いまや画像認識だけでなく，音声認識，自然言語処理など，ありとあらゆる分野で深層学習が使われるようになっています．

　ちなみに，機械学習における「教師あり学習」と「教師なし学習」の違いは，前者は，入力と正しい出力がセットになった訓練データで学ぶのに対して，後者は，入力のデータだけを与えて，データのなかにあるパターンやルールなどを自ら学ぶ，というものです．つまり，教師あり学習では，画像認識であれば，これが「猫」ですよ，これが「犬」ですよ，といちいち教えながら学習させていくのに対して，教師なし学習では，たとえば購買データを見ながら，季節によって売上が増加する商品を見つけ出したり，「おむつとビールを一緒に購入する人が多い」といった頻出のパターンを自動的に見つけ出したりします．

深層学習は「特徴量」を自動的に抽出する

　深層学習はニューラルネットワークを深く，何層にも重ねたもので，フィードフォワードネットワーク，つまりデータが入力から出力へ一方向に流れるネットワークです．2006年頃から，先述の2012年のILSVRCで優勝

したジェフリー・ヒントン教授らによって研究されてきた手法です．なお，ヒントン教授は，ニューラルネットワークを飛躍的に進展させた「誤差逆伝播法（バックプロパゲーション）」の開発者の一人でもあります．

そもそも人間の脳は何層にも重なったネットワークをしていて，以前から，ニューラルネットワークも層を重ねるほど精度が上がると考えられてきました．ところが，それまではそれがなぜかうまくいかなかったという経緯があります．第二次ニューラルネットワークのブームを生み出した誤差逆伝播法でうまくいったのは3層までで，4層，5層と層を重ねれば重ねるほど，出力側から誤りを正す情報がうまく伝わらなくなり，精度を上げることができなかったのです．

これを深層学習で解決できたのは，Dropout といって，学習の際に層のなかのノードのうちのいくつかを無効にして存在しないかのように扱い，これを繰り返して計算することで，過学習を避けて性能を上げたことや，Data Augmentation といって，データの数を拡張してデータ数を増やしたこと，ReLU という活性化関数を用いることで速い学習を可能にしたことなどによります．こうした工学的な工夫により，計算時間を短縮したことが深層学習の進展の決め手になりました．

【Column】

情報を圧縮するなかで特徴量を見出す深層学習

深層学習の特徴として，一層ごとに学習していく

というしくみと，自己符号化器（オートエンコーダー）といって，ネットワークを経由する際に情報を圧縮して伝える方法があります．

　このときの重要なポイントが，「出力」と「入力」を同じにすることです．つまり，手書きの8の画像を与えて，これが8ですよと教えるのではなく，もとの手書きの8の画像そのものを答えとして与える，ということです．ただ，入力と同じものを出力として出すだけならば，ネットワークのなかでただ情報をコピーして伝えればよいことになってしまい意味がありません．そこで，重要な役割を果たすのが，入力と出力は同じであっても，その中間の層（隠れ層）の経路を狭くし（次元を削減し），情報量を少なくして伝えるという自己符号化器です．いったん圧縮してまとめた情報をもとの入力とできるだけ近いものに復元するためには，ニューラルネットワークの重み付けを修正する作業が必要になります．そのプロセスのなかで，どれくらい情報をまとめて扱ってもよいのか，どうすれば入力と出力が同じになるのかを，コンピュータ自身が試行錯誤しながらもっとも効率的な方法を獲得していくのです．

　そしてこのプロセスの肝が，試行錯誤を経るうちに至るところでデータ間の相関関係を見出して，対象となる画像の特徴となるものを自動的に生成する点にあります．つまり，深層学習では，学習の過程で自動的に特徴量を取り出します．したがって，深

層学習では，データとそれらに対応する出力が学習
データとして与えられると，未知のデータにも適切
に出力を推定できるようにシステムを学習していく
ことになります．先のコラムで紹介したように，こ
れまでの機械学習では事前に人間が着目すべき特徴
量が何かを伝えて，その特徴量をデータから読み取
り，そこから機械学習のアルゴリズムで計算してい
たわけですが，深層学習ではいきなり画像をシステ
ムに放り込めばいいというわけです．これを end-
to-end 学習と言います．このように特徴量を自動的
に抽出できるかどうかが，深層学習と機械学習の大
きな違いと言えます．

　ちなみに，現在は次元削減のためのよりよいアル
ゴリズムが開発されたことで，自己符号化器が事前
の学習に使われることはなくなりました．ただ，い
まも学習データのノイズ除去や異常検知の特定など
に活用されています．

AI 研究の進展に貢献した日本人の研究成果

　深層学習のなかで，画像処理においてとくに重要な働
きをしているアイデアに，畳み込み層があります．この
アイデアは，1980 年代に，当時，NHK 放送技術研究所
に在籍していた福島邦彦氏が唱えたネオコグニトロンが
もとになっています．

　ネオコグニトロンとは，人間などの脳で視覚を処理し

ている最初の部分，第一次視覚野の階層構造と神経細胞の結合のはたらきに着想を得たものです．人間の脳は，目から得た情報から物体の全体像を一度に把握するのではなく，最初は対象物のシンプルなパターンを局所的に認識し，それを個々のニューロンに記録しながら伝達し，それらを足し合わせることで全体を認識していきます．このしくみを模すことで，パターン認識の精度を大きく上げることに成功したのでした．

この考え方を発展させたのが，畳み込みニューラルネットワーク（Convolutional Neural Network，CNN）と呼ばれる，何段も重ねた深い層をもつニューラルネットワークです．ちなみに，「畳み込み」＝ Convolutional という言葉は，数学の畳み込み級数（telescoping series）に由来します．これは，各項からその近くの後続または先行する項と打ち消し合う部分を取り出して，次々に項が消えていくことで和を求める級数のこと．イメージとしては，望遠鏡の筒や折り畳み傘の柄のような構造をしているネットワークということになります．

もう一つ，日本人の AI 研究者による重要な研究があります．

ニューラルネットワークを効率的に訓練する方法については，確率的最急降下法という手法が基本となっています．これは，隠れ層のある 3 層以上のニューラルネットワークについて示したもので，甘利俊一先生（東京大学名誉教授，理化学研究所栄誉研究員）が，1967 年に提案したものです．

簡単に言うと，斜面に置いたピンポン球が，もっとも
きつい斜面を進んで下っていくように，最短経路を確率
的に求める手法です．残念ながら，この発見自体は，早
すぎたというべきか，当時のコンピュータの計算能力の
低さから検証が難しく，あまり注目されることはありま
せんでした．しかしその後，この手法が誤差逆伝播法の
開発の起点となり，ニューラルネットワークの第二次ブ
ームを生み出すことにつながりました．さらには，深層
学習の最適化においても，この考え方が礎となっていま
す．
　このように，AI 研究に関しては，何人かの日本人の
研究者が現在のブームにつながるような優れた研究成果
を残しているのです．

深層学習の中身はブラックボックス

　ところで，深層学習は特徴量を自動で取り出すことか
ら，コンピュータがいったい何に着目して結果を導き出
したのかを，人間は知ることができません．つまり，何
が特徴量なのかもわからないし，どうやって答えを出し
たのかもわからないのです．中身はブラックボックスと
いうわけです．
　だったら，出力から入力側へ辿って中身を調べてみた
らいいじゃないか，と思われる方もいるかもしれません．
しかし，先述のように，深層学習ではコンピュータ自身
が勝手に判断するルールを探し出す過程で，ニューラル
ネットワークの重み付けを変えていき，これが何層にも

深く，深く，複雑に関わり合っているため，その関係性を解き明かすこと自体が困難です．そもそも中身を覗いたところで，そこにはただ数字の羅列があるだけで，人間が意味を見出すことはできません．

一方で，たくさんのデータを見ることによって，データの何に着目すればいいのか，目のつけ所である特徴量を自ら学習していくという深層学習にはたいへん大きな期待が寄せられています．データからそこに潜んでいる何らかの特徴を見出して世界を認識する，というのは，ある意味，人間が普段からやっている行動に似ているからです．たとえば，人間の赤ちゃんが，外界からのたくさんの刺激を受けるなかで，犬と猫は違う種類だけれど同じ動物のカテゴリーに属するといった具合に，徐々に物事の関係性を見出し，分類しながら，世界を認識していく様子と重なります．だからこそ多くの人が，今度のAIブームこそ本物に違いない，もしかしたら人間を超える知能が生まれるのではないかと，脅威すら感じているのだと思います．

深層学習の膨大な計算を支える GPU

ここまで説明してきたように，深層学習は，多数の入力をもつ多数のニューロンから成るため，膨大な計算を行う必要があります．このため，一つの演算装置しかもたない CPU（Central Processing Unit）で効率よく計算するのは不可能です．もちろん，最近の CPU はそうとうに優秀ですが，それでも深層学習のような積和演算

の実行には向きません.

そこで深層学習の計算に用いられているのが，GPU（Graphics Processing Unit）といって，コンピュータゲームのようにリアルタイムに画像処理をしなければならないプログラムに特化したプロセッサです．GPUは数千とか，それ以上の演算処理のための機能を備えていて，深層学習のように多数の積和演算を並列に実行することにきわめて適しています.

実際に，2012年のILSVRCで優勝したジェフリー・ヒントン教授らの深層学習のネットワークも，GPUを使って強力な演算能力を手に入れることで実現されました．もっとも，当時，利用できた3GBメモリのGPUにネットワーク全体を乗せることができず，ネットワークを分けて実装しています.

現在では，深層学習に特化したより高度なGPUも提供されるようになり，深層学習を支える重要な役割を担っています.

2-2 画像認識に求められるさまざまな役割

いま，画像認識に求められるタスクとは

さてAI，ニューラルネットワーク，機械学習，深層学習の役割とこれまでの研究の経緯，そのなかで画像認識がどのような発展を遂げてきたのかについて説明してきました.

次に，現在，画像認識に求められるタスクと研究成果

について整理したいと思います.

　現在，画像認識において基本とされているタスクの一つが，ILSVRC の課題のように，与えられた画像に「何」が写っているのかを答えるというものに加えて，それが「どこ」に写っているのかを同時に明らかにする，「物体検出」と呼ばれる機能です．たとえば，内視鏡画像から胃がんを見分けるプログラムなら，そこに写っているのがどんな種類の腫瘍なのかを示し，そのうえで腫瘍が写っている場所を正確に矩形で（四角に囲って）表示する，というわけです.

　もしリアルタイムにこうした認識ができれば，検診の際に内視鏡で腫瘍を発見して，その場で処置を行うこともできるでしょう．こうした機能は，腫瘍の検出に限った話ではなく，自動運転車による障害物の検知や，ロボットと人との協調作業においても非常に重要な機能となります.

　この物体検出の先駆けとなったのが，2014 年にロス・ギルシックらが論文で発表した R-CNN（Regions-based-Convolutional Neural Network）という手法です．これは，先述の畳み込みニューラルネットワーク（CNN）を応用，発展させたもので，1 枚の画像に対して，最大2000 個の物体候補の特徴量を取り出すことが可能です．手順としては，その物体候補の領域の画像をすべて一定の大きさにリサイズしたうえで CNN にかけ，特徴量を取り出した後，その特徴量を使って，SVM で学習，カテゴリーを識別，物体を囲う位置を推定します.

最近では，2016 年に米国・ワシントン大学のジョセフ・レドモンらによって発表された YOLO（You Only Look Once）という手法がよく使われるようになりました．こちらは，その名が示す通り，最初から CNN に画像を入れると，一度，画像を見ただけで，その場で何が写っているのかを一気に分類してしまう画期的なシステムです．しかも，リアルタイムに対象物の動きに追随しながら検出することができます．

　YOLO は，発表された当初，リアルタイムに 20 のカテゴリー分類が可能でしたが，その後も進化を続け，2017 年には 9,000 カテゴリー以上の物体検出ができるようになりました．現在は他の人がこのシステムを引継ぎ，精度と処理速度を上げながら改良を重ね，バージョン 5 までネット上でソースが公開されています．誰でも自由にダウンロードできることもあり，現在，さまざまな分野の物体検出に活用されています．

　さらに最近の注目のタスクとしては，「セマンティックセグメンテーション」というものがあります．これは，物体を矩形で囲むのではなく，画素単位で意味（セマンティック）のカテゴリーを正確に出力するというものです．つまり，猫や道路や車などの写っている領域を，その形をなぞって正確に示し，何が写っているかを答えることができます．

　「インスタンスセグメンテーション」も，最近注目のタスクの一つです．これは個別の物体を互いに区別してセグメンテーションを行うというもので，たとえば，2

匹の猫と人が重なり合うような画像でも，それぞれの猫と人の形を示しながら区別して示すことが可能です．

インスタンスセグメンテーションの手法としては，2017 年に ICCV（International Conference of Computer Vision）と呼ばれるコンピュータビジョンのトップの国際会議でベストペーパーにも選ばれた，Kaimng He（何愷明）らによる Mask R-CNN が有名です．こちらも，ソースコードが公開されていて，画像認識のツールの一つとして活用されています．

大量の画像の中から見たい画像を示してくれる画像検索

「画像検索」も，画像認識分野における求められる重要なタスクの一つです．これは，大量の画像を蓄えた画像データベースから，利用者が検索したい画像を見つけ出して提供するための技術です．読者の皆さんも，Web 検索などを使って画像検索をしてみたことがあるのではないでしょうか．ただ，画像に紐づいたテキストによる検索では，かなり雑多なものまで検索の網に引っかかってしまい，必ずしも所望のものが取り出せるとは限りません．

そうしたなか，画像検索技術として広く使われているのが，深層学習の途中の層の出力を画像特徴量とし，それらの間の似ている度合いを画像類似度として利用する手法です．今後は，この画像検索の技術を，より高速な物体検出技術と組み合わせることで，動画のなかに小さく映っているような物体でも素早く検索できるようにな

るとして期待されています.

　実際に 2016 年には，本書の著者の一人である佐藤真一の研究室に在籍していた日並遼太氏が，この画像検索の考え方に基づいたアイデアを発表しています．深層学習による物体検出のプログラムの途中の計算結果をデータベース化しておくことで，10 万枚の画像データベースからの物体検索を 1 秒以下で示すことを可能にしたのです.※6 さらに，2017 年には，複数の物体が写った画像について，その位置関係を指定して検索する手法を実現しました.※7 たとえば，座っている人と馬と馬車の 3 種類の物体と，それらの間の位置関係を示すと，馬車とその荷台に乗っている人の画像を結果として出力します.

　一方，東京タワーや凱旋門などの特定の物体の検索については，これまで深層学習を用いてもなかなかいい結果が得られませんでした．問合せ画像と検索対象画像との物体の対応付けを精密に行う必要があるためです．そこで，対象となる画像をいったん部分領域ごとに分けて，それぞれの領域について深層学習で特徴量を求め，それを改めて統合して一つの画像特徴量とするという方法が提案されました．つまり，深層学習を局所的な特徴量を抽出するために用いるわけです.

　この研究は 2014 年くらいから画像認識の研究者が競って研究していて，いまや東京タワーのような特定の物体検索についても，深層学習を用いることで高い性能を出せるようになってきています.

画像とテキストを組み合わせて検索することも可能に

　当然のことながら，画像と言葉を連携させたタスクについても研究が進んでいます．その一つに，「画像キャプショニング」というタスクがあります．これは，与えられた画像に対して，その画像を説明する文書を出力するという機能です．たとえば，ある画像を与えると，コンピュータが，「人々が屋外の市場で買い物をしています．そこには棚に並べられたたくさんの野菜があります」といった具合に，画像に写る情景を言葉で説明してくれるのです．こうした機能が実現できれば，診断画像からAIが簡単なカルテを作成してくれる，といったことも可能になるでしょう．

　この画像キャプショニングでは，入力の画像を深層学習で特徴量に変換し，さらにそれをLSTM（Long Short-Term Memory）と呼ばれる，長期の時系列のデータ学習に適した自然言語処理に用いられている深層学習器を使ってテキストに変換する手法が採用されています．ちなみに，このLSTMは多言語翻訳などで広く使われている方法です．

　「画像問い合わせ」も注目のタスクです．これは，画像とともに言葉による問い合わせを入力して，それに対する適切な答えを出力するという機能になります．たとえば，家族写真を添えて，「何人，人が写っていますか？」とテキストで問い合わせれば，「4人」という答えが返ってくるわけです．このタスクには，画像解析に加えて，自然言語解析と自然言語出力についても深層学

習の技術が使われていて，いずれも高い精度を示しています．こちらの場合は，画像と問い合わせのテキストを深層学習器で特徴量に変換して，それをさらにまた別の深層学習器に投入してテキストに変換するという方法が広く使われています．

このように，画像検索とテキスト検索をうまく連携させた取り組みでは，すべてのプロセスで深層学習が重要な役割を担っています．しかし当然のことながら，入力から出力までの間はすべてブラックボックスになっていて，深層学習がどのようにして特徴量を見出したのかを知る由もありません．ただ，これだけ複雑なタスクにも関わらず，驚くほど高い性能が実現されてきており，もはや深層学習なくして画像認識の進展はあり得ないと言っていいでしょう．

現在の画像認識はどれくらいかしこくなったの？

では，これらの画像認識のタスクは，どれほど知的にふるまえるようになったのでしょうか．それを測る一つの手法が，以前紹介したチューリング・テストです．あたかも人間のように画像を見て，たくさんのカテゴリーを言い当てることができれば，そのコンピュータは画像認識ができるほど十分に知的であると言うことができるというわけです．

たしかに，ILSVRC のような世界的な画像認識コンテストでは，画像認識はすでに人間よりも高い精度でカテゴリー分けができるという結果が示されてきています．

しかしそれは，特定の限られた課題に限った話のことで，実空間での画像認識はまだまだ難しいと言わざるを得ません．しかも，コンピュータが画像の意味内容を認識・理解できるようになったのかと言えば，そうとは言えないでしょう．人間のように，どのような状況においても柔軟に対応できるような画像認識には遠くおよばないのです．

それは，物体認識や画像キャプショニングについても同様です．物体の領域を示し，それが何であるかを正確に示したり，与えられた画像を説明するテキストを付与したりできても，チューリング・テストに合格したと言えるかどうか——．それぞれのタスクについては，高精度な結果を示せるようになってきたけれど，人間のような画像認識が達成されたと言うことはできそうにありません．

AIという概念が生まれてゆうに半世紀以上の時を経てもなお，コンピュータが知能を獲得した，と言えるようになるには，まだまだ乗り越えなければならない壁がいくつも立ちはだかっているのです．

説明可能な画像認識を実現するために

ここまで見てきたように，今日の画像認識技術は，大規模なデータベースと機械学習によって，大きく進展してきました．その発展の過程で，画像認識プログラムやルールを人の手で作成することをあきらめて，詳細な手法は機械学習の自動学習に任せるというアプローチを取

ることで，高性能のシステムを実現してきたわけです．

　さらに現在は，深層学習がその流れを加速し，画像キャプショニングや画像問い合わせのように，たいへん複雑なタスクであっても，高性能に実現できるようになってきました．

　しかしそれは，人に説明できる処理手順を手放した結果として手に入れたシステムです．その結果，end-to-end の学習ゆえに中身がブラックボックスになってしまう深層学習に，一つの大きな課題が突きつけられています．

　中身がブラックボックスである深層学習によってつくられたプログラムの品質を，どうやって保証するのか，という問題です．医療画像に基づく診断や自動運転の画像認識のように，画像認識システムの判断が人の命を左右するような，社会的にきわめて重要性が高い分野においてはとくに，AIの中身を人間に説明できるようにして，システムを保証したいという社会的な要望が高まっているのです．

　これは，深層学習の抱える大きな弱点でもあります．深層学習は，内視鏡による胃粘膜の画像を見て，正常なのか，がんがあるかどうかには答えてくれます．では，どのようにして答えを出したのですか，と言っても理由を教えてくれません．いったいどうやって機能しているかもわからない製品を，命に関わる医療の現場で使ってもよいのか，使用をためらう医師がいるのは当然でしょう．

　さらに言えば，AIが導き出した答えを診断に取り入

れた結果，それが誤診だったとしたら，誰が責任を負う
のでしょうか．そもそも同じプログラムを用いたとして
も，AIの場合は，学習するデータが違えば結果は大き
く違ってきます．

　この問題は，AIを医療現場で活用していくうえできわ
めて重要なポイントであり，AIの運用に関するガバ
ナンスやガイドラインの策定，法の整備が急務となって
いるのです（法やガバナンスについては4章で詳しく述
べます）．

　一方で，深層学習の中身を解き明かし，ホワイトボッ
クス化して説明可能なAI = XAI（Explainable AI）を
つくろうという動きも始まっています．たとえば，画像
識別タスクについては，分類の際にどこの領域に注目し
たのかを色で表示し，ハイライトして知らせてくれる
CAM（Class Activation Mapping）や Grad-CAM
（Gradient-Weighted Class Activation Mapping）という
方法が開発されています．そのほかにも現在，さまざま
な方法が試されていますが，いまだに決定打となるよう
なよい成果は出ていません．したがって，いまのところ
は，現状に即したかたちで，AIをうまく活用していく
ための規制やガイドライン，知恵が欠かせないのです．

深層学習は巧妙なフェイク画像もつくり出せる

　もう一つの大きな課題として，フェイク画像・動画の
問題があります．じつは，人間ならけっして間違わない
けれど，コンピュータには判別できない画像を，意図的

に深層学習で生成できることが明らかになっているのです．2015 年には，イアン・グッドフェロー（当時はグーグルの研究者として OpenAI に所属，現在はアップルの所属）らが，AI が 6 割程度の確率でパンダだと判定した写真に，白黒の点状のノイズ画像を重ね合わせて，もう一度，同じシステムにかけたところ，99％ 以上もの確率で「テナガザル」という答えが返ってきたという論文[8] を発表して，AI 界を震撼させました．

　もちろん，人間の目には最初の画像も，ノイズ画像を含んだ画像も，どちらもパンダに見えます．なぜ，そのようなことが起こったのでしょうか．種明かしをすると，深層学習が細かい領域の白黒の濃淡から特徴量を抽出して，それらを統合してパンダだと認識するという画像認識のしくみを逆手に取って，ノイズ画像の至るところにテナガザルの局所的な特徴量（濃淡の特徴）を埋め込んで重ね合わせたことによります．このとき用いられたのが，イアン・グットフェローらが 2014 年に発表した，「敵対的生成ネットワーク＝GAN（Generative Adversarial Networks）」の技術の重要な要素です．[9]

　GAN とは，偽物をつくる生成器とそれを見破る識別器という，二つの対立するニューラルネットワークを組み合わせたもので，相手に情報を提供し合いながら学習していきます．この GAN を用いることにより，いまや，本物と見間違うような巧妙なフェイク画像や映像の生成が簡単にできるようになってきました．

　さらに最近では，最初に用いた深層学習のアルゴリズ

ムがわからなくてもフェイク画像をつくる方法や，自動運転車が道路標識の学習をする際に，一時停止のサインを 40km/h 制限として読み取らせるように改変を加えるといった，恐るべき手法も紹介されています．

このように，深層学習に基づく高精度の画像認識器は，悪用されたり，あるいは学習データに問題があったりすることで，人間なら絶対に犯さないような誤りをしでかすことがあります．しかも，それを人間は見ただけで見破ることはできないのです．

画像認識技術を社会で有用に使っていくために

最近では，巧妙なフェイク動画などが出回るようになり，政治活動に利用されるなど，大きな社会問題となっていますが，これらは人間が検証を加えることで，現状はフェイクだと見破ることが可能です．しかし，たとえば病理データに人間の目には見えない悪意の改変が加えられたとしたら……恐ろしい結果を招きかねません．

技術の進展に伴い，医療をはじめとするさまざまな分野において画像認識への期待が高まれば高まるほど，画像認識システムに課される社会的責任は重くなっていきます．だからこそ，まずは攻撃の仕方も含めて研究を重ね，その対処の仕方を提案していく必要があるのです．

また，いままさに全世界の関心事となっている，ジェンダーや人種のバイアスに依存しない画像認識もたいへん重要な課題として議論され始めています．たとえば，機械学習で活用されているデータセットやオンライン上

で収集できるデータの多くが，欧米の白人成人男性によって形成されているというデータがあり，それらのデータを学習に用いることで，そのシステムに白人男性の目を通したバイアスがかかることが指摘されています．

　中身が説明できる画像認識，あらゆる環境下で性能を保証でき，安心して使うことができる画像認識，さらには差別を生み出さないようなデータの収集の仕方など，対処すべく課題は無数にあります．画像認識技術はまだまだ発展途上にあって，今後，広く社会に浸透していくなかで，これからもよりよいものへと進化し続けていく必要があるのです．

第3章

NII の医療ビッグデータ
研究センターの挑戦

AI による医療診断には大量のデータが不可欠

　この先，医療分野における最新の AI，とくに画像解析を活用した診断支援 AI は，医師や画像診断の専門医の役割の一部を助け，患者の治療に役立ち，人々の健康維持・増進に資する相棒となることは間違いないでしょう．ただ，これらの画像解析を実際の医療現場で活用するためには，人間の専門医と同等，あるいはそれ以上の精度まで AI の性能を高める必要があり，そのためには数多くの学習用データを集めてくる必要があります．

　2章で見てきたように，いまや画像認識のためのデータセットが多数用意されていて，1,000 万枚といった規模のものも複数，存在します．あるいは 10 万枚であっても，MS COCO（Microsoft Common Object in Context）のように，セグメンテーションごとにキャプションがつけられていて，詳細な解析を可能とするデータセットもあります．こうした大規模かつ使いやすいデータセットがあればこそ，近年では機械学習や深層学習を使って優れた成果を生み出すことが可能になりつつあるのです．

　当然のことながら，医療分野においても，AI の精度を高めていくためには大量のデータが欠かせません．たとえば，部位や疾患を限定した場合，一つの病院だけのデータではとても足りません．精度を上げていくためには，少なくとも千のオーダー，できれば万のオーダーの学習データが必要になります．ましてや，一人の専門医が一生のうちに一度か二度しか診ないような，非常に珍しい症例について判定しようとすれば，全国各地の施設

から広くデータを集めてくる必要があるのです．

　また，たとえ症例の多い疾患だったとしても，一つの病院のデータだけで AI を学習させてしまうと，同じ装置で，同じ撮影条件の下で得られたデータのみで学習することになり，違う装置，違う撮影条件下で撮られた他施設のデータを解析した際に，精度がぐっと下がってしまうという問題もあります．したがって，条件や装置の異なる数多くの施設から，悉皆的にデータを集めて，AI に学習させなければなりません．そうしたことから現在，世界中で，医療分野における大規模データの収集と，それを活用するための基盤整備が急ピッチで進められているというわけです．

データをただ集めただけでは解析には使えない

　一方，AI による画像解析の技術は日進月歩で，世界中で日々新しい成果が発表されています．これらの成果をいち早く現場で生かしていくためには，さまざまな分野の研究者の叡知を集めてスピーディに開発に取り組む必要があります．

　しかしながら，個人情報を含む医療データの扱いには十分な注意が必要となりますし，施設ごとに撮影方法や整理の仕方などが異なるデータをただ集めてきただけでは，そのまま解析に使うことはできません．多くの研究者が解析に使えるようなデータにするためには，個人情報に十分に配慮しながら，適切かつ大量にデータを集めて，それらを解析に使えるように整理する作業（クレン

ジング）が欠かせないのです．

　一昔前，データマイニングがもてはやされた時代に，データの収集・整理に必要とされる時間は全体の9割，実際のマイニングに要する時間は1割程度と言われていましたが，それはAIの時代になっても変わりません．施設ごとに散らばっている多種多様なデータをいかに集めて安全に管理するのか，またそれらをどうやって解析に使えるような状態に整えるのかというのが，医療ビッグデータ解析を進めるうえでの最大の課題なのです．

画像診断AIのためのデータセットをいかにつくるのか

　さらに医療データにおけるもう一つの大きな課題が，精度のいい解析結果を導くような医療データセットをどうやって作成するのか，という点にあります．すでに述べたように，深層学習の場合，end-to-end学習であり，中身はブラックボックスとなっていて，出力の精度は，優れた正解データを適切に与えられるのかどうかにかかっています．

　たとえば，病理画像による診断であれば，病理診断医は，病理組織の顕微鏡写真を見ながら，それが正常な組織なのか，病変があるとすればどこにあるのか，そこにがん細胞は含まれているのか，含まれているとしたらどういった種類のがん細胞なのかといったことを詳細に調べていきます．それと同等の能力をAIに身につけさせるためには，それらのプロセスのすべてにおいて何が正解なのかを，いちいち示して教え込む必要があります．

脳腫瘍の診断などでも同様に，腫瘍の範囲はどこまでなのか，そのなかで腫瘍の核はどこにあるのか，そしてそれらは良性なのか悪性なのか，転移した部分があれば，それはどこの部分なのかなど，いちいち区別しながら教えこませなければ，医療現場で使える AI にはなりません．

　犬や猫，道路，街路樹など，私たちが生活のなかで普通に接するものの画像であれば，インターネットからそれらの画像を無尽蔵に集めることができますし，特別な訓練を受けた人でなくても，画像のどこに犬や猫がいるのか，あるいは種類まで特定して示すといった，アノテーション（注釈）をつけることができるでしょう．つまり，一般の人でも AI の学習データのタグ付けなどの作成を担うことができます．実際に最近は，世界中のクラウドワーカーにアノテーションを依頼して，深層学習のための大量のデータにタグ付けをしてもらい，データセットをつくることが可能になっています．ところが，病理画像や CT 画像の場合は，画像診断医でなければ，その画像のどこに腫瘍組織や病変があるのかを示すことはとうていできません．

　図 3-1 は，腹部の X 線 CT 画像ですが，破線で囲ったところが，腎腫瘤のある病変部です．これを見ても，一般の方には正常な部位とがん細胞のある部位との区別をつけることはできないと思います．結局，画像診断 AI をかしこくする学習データの作成は，それでなくても忙しい画像診断医が，最初は一枚ずつ確認しながらマーカ

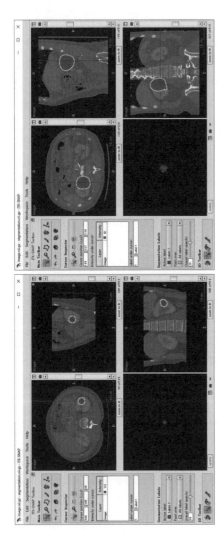

図 3-1　医療画像アノテーション

腹部の X 線 CT 画像において腎臓に存在する腫瘍にアノテーションを付与し、腎腫瘍を検出・判定する AI 診断補助を研究開発するための学習データを準備します。3 方向のスライスでアノテーションを付与した腎腫瘍を示したものです。各画面の左下はアノテーションを元に三次元再構成した腎腫瘍を表示しています。一般画像とは異なり、医療画像のアノテーション付与には専門医の知識と経験が必要であり、大量の学習データを整備するには困難が伴うのです。

ーで記していく必要があります．しかも，場合によっては，AI の学習に必要な数千枚にもおよぶ教師データ作成の作業をお願いしなければならないのが，画像診断 AI 用のデータセットをつくる際の大きな障壁となっているのです．

大学と連携して AI 画像解析のための研究チームを発足

さて，そうしたなかで，これらの医療ビッグデータの収集と解析を取り巻くさまざまな課題を解決するために，国立情報学研究所（NII）は 2017 年 11 月 1 日，「医療ビッグデータ研究センター（Research Center for Medical Bigdata, RCMB）」を設立しました．この RCMB は，日本医療研究開発機構（AMED）の予算支援の下，医療ビッグデータクラウド基盤の構築と，機械学習や深層学習などを活用した AI による医療画像解析の研究のハブ（hub: 結節点）としての役割を担うためにつくられた組織です．

現在，GAFA に代表されるプラットフォーマーが世界中のビッグデータを吸い上げて，さまざまなサービスを提供していますが，医療分野についても例外ではありません．しかし，多数の国民の医療データの収集・蓄積，解析基盤の構築を私企業に任せることには，多くの人が抵抗を感じるところかもしれません．NII がこのプロジェクトを立ち上げた背景には，そうした抵抗感が，公的研究機関であることによって少しは軽減されるのではないかという思いがありました．

また，公的なプロジェクトという性格から，この取り組みを所内に閉じるのではなく，オープンにすべきだとも考えました．それを体現したのが図 3-2 の研究体制です．RCMB の大きな特徴の一つは，この図の右側にあるように，AI 画像解析のための研究チームが存在する点にあります．東京大学，名古屋大学，九州大学など，国内の主要な研究機関からさまざまな分野のトッププレーヤーが参画するとともに，NII の所内からも，機械学習をはじめ，ネットワーク，クラウド，セキュリティ，個人情報など，多岐にわたる専門家が加わって，AI に

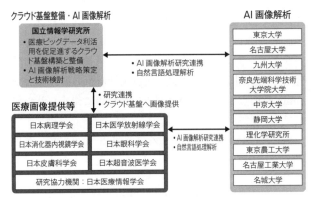

図 3-2　医療ビッグデータ研究センターの研究体制

医療系 6 学会より匿名化した医療画像を，付帯情報とともにクラウド基盤に預かっています．全国 10 の大学，研究機関の情報系研究グループは，クラウド基盤へ接続し，クラウド基盤上のデータと計算資源を利用して AI 診断補助を研究開発しています．NII は RCMB を通じてクラウド基盤を整備，運用すると同時に，医療系学会と情報系研究グループとの連携の機会を提供し，具体的な AI の仕様や必要なデータの内容を策定しています．

よる画像解析と自然言語処理の解析を進めているところ
です。

6つの医療系学会の協力を得て，医療画像を収集・解析する

　そしてもう一つ，RCMBのきわめて重要な役割が，
日本病理学会，日本医学放射線学会，日本消化器内視鏡
学会，日本眼科学会，日本皮膚科学会，日本超音波医学
会という，6つの医療分野の学会に加えて，日本医療情
報学会という医療情報を扱う研究協力機関とともに，医
療データの収集に努めている点にあります。医療系の学
会に協力を請うことで，全国各地に散らばる大学病院な
どの画像診断データを収集することが可能になりました。
これらを個人の情報と紐づけられないようにあらかじめ
匿名化したうえで，NIIの医療画像ビッグデータクラウ
ド基盤に投入しています。

　また，医療系の研究者との方々と緊密な議論を重ねて，
医療現場において，どういうタスクを担うAIが必要な
のか，専門医のニーズを聞きつつ開発を進めています。
情報学の研究というのは，ただ闇雲に何かに役立つかも
しれない研究をするよりも，実際の課題とデータがあっ
てこそ進展する部分が大いにあります。社会の実際の問
題を解決するAIをつくるなかで，思いもよらない新し
い研究テーマが生まれることもあります。社会に役立つ
課題を念頭に理論研究を進めることは，研究者にとって
もたいへんエキサイティングなことです。そのため，医
療系学会と連携して医療の現場のニーズを把握したうえ

で AI を開発する枠組みはきわめて重要になるのです．

　すでにこの RCMB のクラウド基盤やビッグデータの構築，システムの開発には，全国から 100 名以上の研究者が関わっていて，オールジャパン体制で臨んでいます．

医療画像ビッグデータクラウド基盤とは

　では次に，RCMB の具体的な取り組みについて紹介しましょう．

　先に説明したように，RCMB の柱の一つが，全国規模で収集される大量の医療画像データの受け入れと，データの解析が可能な「医療画像ビッグデータクラウド基盤」の整備です．クラウドというのは，ご存知のように，ネットワーク上にある雲（cloud）のような存在であり，ここでは，必要なときにネットワークを介して計算資源とデータベースにアクセスできるサービスを指します．NII がこのクラウド基盤を構築・管理しています．

　ここでもっとも重要なことは，堅牢なセキュリティです．医療画像には高い機密性が求められるため，病院などの施設から医学系の各学会に集められたデータはその場で匿名化処理をしたうえで，医療画像ビッグデータクラウド基盤に送られます．しかし，匿名化されれば絶対に安全というわけではありません．万一，流出してしまうと，外部のなんらかのデータと突き合わせることによって，個人が特定できてしまうこともあります．そうしたことから，一度，収集したデータは外部に漏れることのないよう，すべてこのクラウド上のシステムを使って

解析するしくみを整えました.

　しかし，それで万全かと言えば，そうとも言い切れません．というのも，じつは情報漏洩は，ネットワーク上のサイバー攻撃によるもの以外に，人間が介在した紛失や盗難によるものも少なくないためです．そうしたことからNIIでは，サイバー空間におけるセキュリティ対策をしたうえで，クラウド基盤を構成する機器はすべて，物理的にセキュリティが万全に整ったデータセンターに置いています．このデータセンターは，たとえこのプロジェクトに関係する研究者であっても，簡単には立ち入ることができないよう厳重な管理の下で運用されています．こうしたさまざまな対策により，医療ビッグデータ解析のためのクリーンルームとも言える環境を構築しているのです.

　次に重要になるのが，クラウドの使い勝手の良さです．そのために，このクラウド基盤のなかに，分野ごと，対象の疾患ごと，あるいは撮影する機器ごとに異なるデータ形式やファイル構成を整えて，前処理を自動的に行えるしくみを構築しました．その際，あらゆるフォーマットに対応できるよう，医療分野の研究者に事前にヒアリングをして準備を進めました.

　また，研究者が統一的なインターフェイスで医療画像データへアクセスできるようなUI（User Interface）を用意しています．さらに，深層学習の計算を並列化して高速にこなす深層学習専用のGPUを積んだ高性能サーバも設置しました．これにより，日頃からAI開発を手

がけている AI 研究者でさえも驚くような，超高速な計算スピードを実現しているのです．

学術情報ネットワーク「SINET」で大量に高速にデータを集める

　画像データはテキストに比べてそもそも 1 枚でもデータ量が多いものですが，医療データの場合は，さらに，一度に撮影する画像枚数が多く，そのデータ量は膨大になります．たとえば一般的な内視鏡検査なら，1 回の検診で通常 40 枚ほどの画像を撮影します．CT 検査に至っては，1 回の検査で 100～300 枚にもおよぶ膨大な断層画像が得られます．それらの画像のなかから，肺炎なら肺炎の特徴がよく現れているものを選び，さらに肺炎ではない正常な人の画像も取り込みながら学習データを構築していきます．こうした大量の画像を送信しようとすれば，高速なネットワークが欠かせません．

　RCMB でその役割を担うのが，NII が構築・運用している学術情報ネットワーク「SINET5」（2022 年度からは SINET6 へ移行）です．SINET は，私たちが日常的に活用しているインターネットとは切り離された光通信ネットワークで，日本全国の 900 を超える大学や研究機関を結ぶだけでなく，米国 Internet2 や欧州 GÉANT などの海外の研究ネットワークとも相互連携している，重要な学術インフラです．SINET のおかげで，たとえば天文観測データなどの膨大なデータを国内外の研究機関と相互にやりとりできるというわけです．

SINET5 では全国都道府県にノード（アクセスポイント）を設置していて，海外も含めて最大 100Gbps の回線で接続しています．とくにデータ送信量の多い東京〜大阪間は，2019 年に 400Gbps という大容量の伝送回線を導入しました．さらに 2022 年には SINET6 へヴァージョンアップして，全国のノードを 400Gbps，東京〜大阪間については 1Tbps の回線で結ぶ予定で，今後はより高速なネットワークが利用できるようになります．

　もっとも，インターネットとは独立した回線とはいえ，全国各地を結び，さらには世界にまでつながっている回線を使って大丈夫なのかと思われる方もいるでしょう．そうしたことから，SINET には仮想的に専用線を接続する VPN（Virtual Private Network）を用意していて，あらかじめ設定した機関とだけ接続するしくみを構築しています．また，NII のサイバーセキュリティ研究開発センターにおいて，SINET の対外接続を常時監視する基盤を整えており，何か異常があれば検知して関係機関に知らせるなど，迅速に対応できる体制で臨んでいます．この SINET5 のおかげで，安全かつ高速に医療ビッグデータの収集ができるというわけです．

　こうして RCMB では 2018 年 3 月から画像データの収集を始めて，3 年間で 2 億 5 千万枚以上もの医療画像ビッグデータを構築しています（図 3-4）．データは日々送信されており，今後は連携する医療系学会が加わることも予想されることから，収集・蓄積される画像データはさらに増えることになるでしょう．

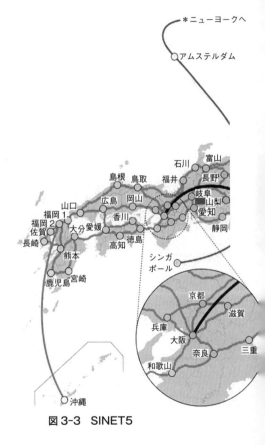

*ニューヨークへ

アムステルダム

石川　富山

島根　鳥取　長野
福井
岡山　岐阜　山梨
山口　広島　愛知
福岡1　香川
福岡2　大分愛媛　静岡
佐賀　　　徳島
長崎　　高知
熊本　　シンガ
　　　　ポール
鹿児島宮崎

京都
滋賀
兵庫
大阪
奈良　三重
和歌山

沖縄

図 3-3　SINET5

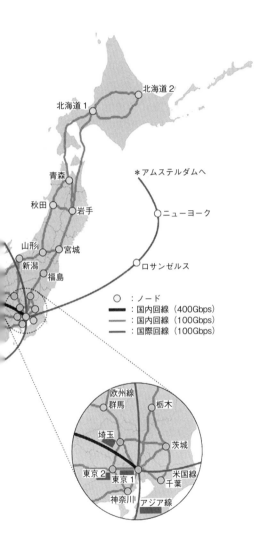

北海道2

北海道1

青森

秋田 — 岩手

山形 — 宮城

新潟

福島

*アムステルダムへ

ニューヨーク

ロサンゼルス

○ ：ノード
━━ ：国内回線（400Gbps）
── ：国内回線（100Gbps）
── ：国際回線（100Gbps）

欧州線
群馬 — 栃木

埼玉

茨城

東京2 — 東京1

神奈川 — 千葉 — 米国線

アジア線

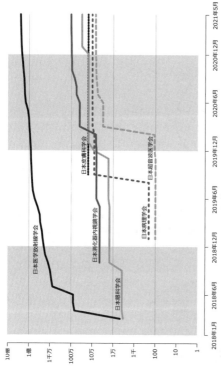

図 3-4 クラウド基盤の利用状況（2021 年 5 月現在）

2018 年 1 月から 2021 年 5 月までのクラウド基盤における医療画像の収集状況を学会別に示します。約 3 年半の間に各学会からクラウド基盤へ、総計で 2 億 5 千万枚以上の医療画像を収集しました。これらの画像には診断名や所見文といった付帯情報（メタデータ）が付随していて、画像とは別にデータベース化して格納しています。すべての画像にアノテーションが付与されているわけではありませんが、アノテーション情報もクラウド基盤上にあって、データベースを元に学習に必要なデータを検索・抽出することができます。

医療系研究者と AI 研究者が緊密に連携して AI プロトタイプをつくる

　ただしクラウド基盤というのは，一度つくったらおしまいというものではありません．研究者のニーズや使い方に合わせて，柔軟に改善を重ねて，更新していく必要があります．そのためには，医療系と AI の研究者の緊密な連携が不可欠です．しかし一言で連携といっても，分野が異なる研究者の間では用いる言葉が違ったり，課題へのアプローチの仕方が異なっていたりするため，コミュニケーションは容易ではありません．

　じつは，RCMB においても，設立当初は，医療系と情報系の研究者同志のコミュニケーションがうまくとれず，戸惑うことがありました．なぜなら，医療系の研究者たちの間には，「画像を提供しさえすればなんでもできるようになるだろう」という大きな誤解があったためです．正解データをつくる労力や，AI が導き出してきた結果を詳細に評価する労力については，まったく考慮されていませんでした．また，AI で何ができて，何が難しいのかを理解しないまま，過度な期待を抱いていた面もあります．一方，AI 画像解析の研究者たちにとっては，医療の分野においてそもそも何が問題となっているのかがわからないため，解くべきテーマを設定すること自体が困難でした．

　たとえば，プロジェクトが発足した当初から，RCMB では，日本医学放射線学会とともにくも膜下出血の検出 AI の開発に取り組んできました．ところが，こちらは

いまだに目覚ましい成果を上げることができないでいます。というのも、くも膜下出血は素人目には出血がまったくわからない画像もあって、非常に多くの見た目のバリエーションがあります。そのため特徴がつかみにくく、AIの精度がなかなか上がらないのです。もちろん、くも膜下出血は絶対に見逃してはならない病気の一つであり、微妙な症状の所見をAIで拾うことができれば、たいへん有用なAIになります。しかし、テーマと目標の設定を明確にしなければ、社会実装にまでつなげていくことは困難です。

そこで、私たちが採用したのが、いわゆるPDCA（PLAN → DO → CHECK → ACTION）サイクルを回すという取り組みです。

具体的には、お試しの課題を設定して、その課題に合わせた学習データを作成し、小規模な実験を行うというものです。まずPLANの設計段階で、対象となる疾患とタスクを選定し、そのうえで学習データを構築するための体制、解析のやり方を双方の研究者と協議しながら決めていきます。さらにこの時点で、成果の定量的な評価方法と目標設定を明確にしておきます。

次のDOの実験では、小規模学習データを構築して、クラウド基盤上でまずお試しでAI画像解析を行ってみます。その際に、臨床医も交えて定期的に評価しながら実験を繰り返します。そしてCHECKの検証では、お試しでやってみた結果を吟味して、学習データの構築法に問題はなかったか、解析のパフォーマンスはどうだっ

たのかを臨床医からのフィードバックも踏まえて評価し，問題があれば設定した課題の見直しを行っていきます．そして最後の ACTION では，解析結果事例を類型化して，効果的なタスクの設定を行うとともに，手法を精鋭化させて，実践的な学習データの整備や解析技術の構築へとつなげていくのです．こうした試みを経て，いまは医療系，情報系の研究者同士の相互理解が進み，うまくコミュニケーションが取れるようになりました．

なお，この最後の ACTION で重要になるのが，多様な解析手法の開発やさまざまな医療分野への応用につなげていけるように，AI のプロトタイプ，いわゆるベータ版を策定し，それを実際に現場で使えるように拡張していくことにあります．

現在，RCMB および連携しているそれぞれの大学において，38 のタスクを設定して同時並行で取り組んでいる状況です（2020 年度末時点）．

眼科医の知見を導入して AI の精度を上げる

多くの研究で，すでに成果も出始めています．その一つが，日本眼科学会と共同で実施した，眼底画像を使った疾患識別の実験です．いまや深層学習は比較的高い精度の識別を行うことが可能になってきましたが，どうしても 1 割程度は間違えてしまいます．そこでより精度を上げるために，私たちは，深層学習の識別の根拠となった特徴部位を「ヒートマップ」に表示して，これに対して眼科医の知見を導入する方法を開発しました（図

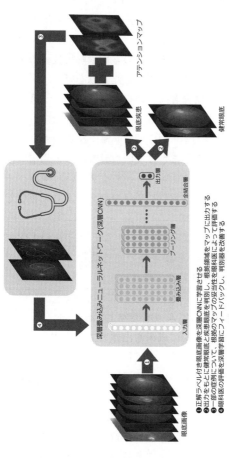

図 3-5 医師のスキルを採り入れた AI 診断補助の研究開発

❶正解ラベル付き眼底画像を深層CNNに学習させる
❷出力をもとに健常眼底と疾患眼底を判別し、根拠領域をマップに出力する
❸一部の症例について、根拠のマップの妥当性を眼科医によって評価する
❹眼科医の評価を深層学習にフィードバック、判別器を改善する

深層CNN

❶深層畳み込みニューラルネットワーク（深層CNN）
入力層／畳み込み層／プーリング層／全結合層／出力層

眼底画像

眼底疾患／健常眼底／アテンションマップ

疾患名のラベルのついた眼底画像（実際にはカラー画像）を学習データとして深層 CNN に学習させ、眼底画像から疾患の有無と種類を判定する AI 診断補助をつくりました。ここで、疾患ありと判定した一部の眼底画像について、判定の根拠領域をヒートマップの形式で出力し、眼科医が疾患名と根拠領域の妥当性を評価します。この評価結果を深層 CNN にフィードバック。AI 診断補助の精度を上げることに成功しました。

98

3-5）．いわば，AI と人間のコラボです．

　ヒートマップというのは，数値データを直感的に理解するために色の違いや濃淡で表して可視化したもののことです．よく人体の表面温度の高いところを赤で，低いところを青で表示した映像を見かけますが，まさに同じように，眼底写真のうち，深層学習がとくに注目した部位（病変部位）を赤で示しました．この解析結果のうち20％のヒートマップについて，実際に眼科医に見てもらい，示された病変部位を正しく示しているものを選別してもらって，その添削結果を学習過程にフィードバックしました．その結果，従来法では 90.1％ の精度だった AI を 94.1％ の検出率まで向上させることに成功しました．これは，学習データの量を数倍に増やしたのと同等の効果に相当します．

　とくにこのシステムは，中途失明の原因とされていて，現在，患者数が急増している加齢性黄斑変性（AMD）と，糖尿病の三大合併症の一つである糖尿病網膜症（DR）の検出率の向上に大きく寄与したことから，現場への導入に期待が高まっています．

AI 学習データの作成は楽じゃない

　私たちは，学習データをいかに簡単につくるか，というテーマにもチャレンジしています．

　日本消化器学会では，RCMB と共同で研究を始める以前の 2015 年に，多施設内視鏡データベース構築プロジェクト "Japan Endoscopy Database Project（JED）"

を発足させ，2016 年度からは NII とともに，AMED の採択課題である「全国消化器内視鏡診療データベースと内視鏡画像融合による新たな統合型データベース構築に関する研究」に取り組んできた経緯があります．

そのなかで，診断画像を収集するにあたり，病名や病気の程度を表すテキストを標準化して，これをコンピュータのマウスで選択して入力するソフトウエアを内視鏡メーカーとともに開発しました．たとえば，手で入力した場合，胃がん一つをとっても，「胃がん」「胃癌」「gastric cancer」と，入力の際に表記にばらつきが生じます．そのままでは，たとえデータが収集できたとしても，データクレンジングに膨大な労力と時間がかかってしまいます．そこでデータ収集のためには，「表現のゆれ」のないテキストデータをあらかじめ用意しておくことがとても重要になるのです．

そして，RCMB ではこのテキストをタグとして活用して，たとえば胃がんなら胃がんの画像だけを取り出し，AI の学習データを構築する取り組みを進めました．

このとき課題となったのが，内視鏡システムから画像を選択的に取り出す作業です．画像診断の結果報告書のために選んだ画像は，検診で撮影された数十枚の画像のうち，胃がんの特徴がよく現れている数枚のみです．その選んだ画像だけを内視鏡システムから取り出したいわけですが，医師がその画像を選んだという痕跡を残すしくみがなかったため，画像を自動的に取り出すことが困難でした．そもそも内視鏡システムはビッグデータを収

集するために開発されていないため，画像を1枚ずつしか取り出せないことも大きなネックとなっていました．そこで内視鏡メーカーに相談して，選んだ画像をまとめて自動的に取り出せるソフトを開発してもらい，ようやく解決しました．

　次に，AI用の学習データを作成するにあたり，AI用病変設定アプリケーションを開発し，胃がんの内視鏡画像7,000枚について，プロジェクトのメンバーである専門医にモニター上の画像を見ながら病変部を囲ってマーキングするという，たいへんな作業をしてもらいました．医療画像診断AIのための学習データのためには，こうした作業は不可欠ですが，たとえば，一つの画像にマーキングするのに，病理画像であれば，数十分から1時間程度も要するといい，多忙な専門医にその労力を強いるのはたいへん心苦しいものがあります．

　一方，画像認識の研究者たちを困らせたのが，これまで認識してきた構造物や人の姿などと違って，内視鏡画像の場合は，ぐにゃぐにゃしていて輪郭がはっきりしないうえ，そもそもそれが胃のどのあたりを撮影したものなのかさえわからないことにありました．もちろん，どこが病変部なのかは素人目にはわかりませんし，これまでの画像認識とは大きく勝手が違っていたのです．

　そうしたことから現在，日本消化器内視鏡学会とともに，学習データ作成のための前処理の労力をできるだけ減らすためのタスクに取り組んでいます．

ラベル付き学習データを一括で生成できるように

その一つの成果が，日本消化器内視鏡学会と九州大学が中心になって取り組んだ，大量の内視鏡画像を一括してラベリングするという取り組みです．

ここで用いたのは，内視鏡で撮影した約1万枚[*1]の正常な胃の画像です．まずは医学的な知見を与えないまま，つまり「教師なし学習」によってこれをグループ分け（クラスタリング）しました．すると，AIはこれらの画像を自動的に20のグループに分けました．これを医師に見てもらうと，食道，胃の上部，胃の下部，十二指腸といった具合に，おおむねそれぞれの部位ごとに分類されていることがわかりました．そこで，一部の画像に医師が同じグループに属するべきか否かの制約をつけて，クラスタリングし直すことで精度を上げていきました．

さらに，撮影時の順序，つまり時間の流れを深層学習に与えたところ，さらに精度を上げることができました．これにより，どの部分を写した画像なのかを，自動的に高精度に判定してラベル付けすることができるようになりました．

この成果は，たんにAIのデータセットの作成に役立つだけでなく，医師の結果報告書の作成支援にも役立ちます．また将来的には，内視鏡の自動撮影やカプセル内視鏡の診断の際にも貢献する技術として期待されています．

病理医の見方を AI に導入して肺がんの検出を高める

　病理画像についても，日本病理学会と九州大学が中心となって研究を進めています．病理医は，病理組織を薄くスライスした断面を顕微鏡で見て，全体の様相や細胞の形などを確認しながら，病変があるかどうかを診断していきます．その際，部位によって顕微鏡の拡大倍率を変えて観察し，判断しているのです．ある部位については，倍率を上げて，高解像度で細胞レベルの観察を行います．また，別の場所では倍率を下げて，広い視野で全体を俯瞰して眺め，組織の分布状態を観察するといった具合です．そこでこのプロジェクトでは，こうした「病理医の見方」を AI に導入することにしました．

　具体的には，近づいて見るための AI，中ぐらいの倍率の AI，俯瞰用の AI を用意し，それぞれの AI で病理画像を学習させました．さらに，与えられた画像ごとにどの解像度の AI で見るのが適しているのかを判断するための AI も実装しました．これにより，入力された画像にどの視野情報を使えばいいのかを適切に判断します．つまり，用途に応じて，AI を複数用意して，それらを一つのシステムとしてまとめ，入力画像ごとに使い分けるのです．

　その結果，子宮頸がんの 2 分類（正常／がん）について，従来よりも 7% 前後，精度を向上させることに成功しました．大腸がんの 3 分類（正常／良性／悪性）については，9% 前後も精度を向上させることができました．現在，画像認識の精度を 1〜2% 上げるだけでも凌ぎを

削るような状況にあって，7～9％もの精度の向上を実現したことは画期的なことと言えます．

疾患画像の少なさを補うための取り組み

　私たちのもう一つのチャレンジが，病変のデータが非常に少ない場合に，それをどうカバーして学習データを作成するのか，という課題です．医療データの場合，正常な画像は検診などで大量に得られますが，病変部の写った画像は少なく，珍しい病気になればなるほど，学習に必要なだけのデータを集めることが困難になります．

　そこで活用しているのが，深層学習で画像を生成するのに役立つ「敵対的生成ネットワーク＝GAN（Generative Adversarial Networks）」です．このGANを用いて，疾患の画像を自動生成し，学習データを増やしてAIに投入するのです．

　たとえば，日本医学放射線学会と，このGANを用いてがんの脳転移の検出精度を向上させる研究を行ました．実際の画像は2,813画像でしたが，GANにより，本物の画像と区別がつかないくらい精巧にできた疾患のある脳画像を4,000枚ほど生成して追加して学習させたところ，検出精度を大幅に向上させることができました．

　また，消化器内視鏡による胃がんの画像についても，日本消化器内視鏡学会と東京大学が中心となって同様の取り組みを行いました．胃がんの画像も非常に少なく，学習用の画像の不足がAIの診断の精度向上を阻んできました．そこで，正常な画像の一部を病変部に置き換え

た合成画像を用意するとともに，GANで疾病画像を生成して学習データに追加することで，AIによる胃がん検出の精度を高めることができました．

　さらに，正常データに比べて異常データが極端に少ないといった具合に学習データが不均衡であっても，正しく識別が行えるようなモデルの開発も行っています．その一つが，胃がんの疾患画像1,131枚に対して，正常な胃の画像が12万9,691枚と，学習データに10倍の開きがある例です．ここでは，胃がんの病変部を近づいて見た画像と，全体を引いて見た画像をそれぞれ学習して，これを組み合わせることで，対象となる病変部だけでなく，その周辺部の情報も用いて精度を高めました．今後は，この方法をGANと組み合わせることで，さらに高い精度のAIをつくり出したいと考えています．

　こうしたAIが実現すれば，病変部の画像が少ない場合でも高性能のAIをつくり出せるとして，医療現場からも大いに期待されています．

ビッグデータだからこそできたこと

　大量の画像によって，生み出せた成果もあります．先述したように，RCMBのクラウド基盤にはCT画像がすでに2億数千万枚以上蓄積されています．そこで，このなかの放射線画像を使って学習し，CT画像から血管を推定して明瞭化するというタスクを実現しました．

　通常，血管を見るにためには，血管造影剤を投与して，造影剤が含まれた血液の流れを写しとることで確認しま

す．ところが，造影剤によって薬剤アレルギーを引き起こすケースがあり，投与できないことがあるのです．そこで，私たちは深層学習のCNNを使って，造影剤を投与することなく，CT画像から血管の場所を推定することに成功しました．これにより，非造影のCT画像から，あたかも造影剤を投与したかのような造影CT画像を生成することが可能になりました．これはまさに，大量の画像があればこそ可能になった成果です．

　そのほかにも，日本消化器内視鏡学会と名古屋大学が中心となって，大量のCT画像を用いて，内視鏡画像のバーチャル画像をつくるという研究にも取り組んでいます．CT検査では患者さんの体内の様子をスライス状にして見ていきますが，これを積層すれば内臓の3D構造のデータを得ることができます．このデータを使ってバーチャル画像をつくり，さらにGANを用いて変換することで，よりリアルな質感を再現したバーチャル画像を生成することができるのです．

　また，このバーチャル画像に元となった3D構造の形状データを付加して，学習データとして活用することにより，AIの精度を上げることにも成功しました．大腸内視鏡画像の分類に使ったところ，内視鏡画像だけを用いた場合の精度は93.2％でしたが，形状情報まで含めて与えると，96.9％まで精度を向上させることができました．

　そのほかにも，日本医学放射線学会と奈良先端科学技術大学院大学が中心となって，大量のCT画像から，日

本人の解剖学的な知見を得る取り組みをしています．これは，悉皆的に収集されたバラバラの部位の CT データの集合を全自動解析することによって，解剖学の新しい知識を得ようという試みです．

　一例として，6 万におよぶ CT データの集合から，教師なし学習によるクラスタリングを行って，対象となる部位を含む CT 画像を抽出し，腰痛・関節痛と相関のある骨盤傾斜角の男女差，年齢別の傾向について解析しました．これにより，もともと男性のほうが女性よりも骨盤後傾の傾向が見られますが，男女ともに 50 歳代以降にそれが顕著となり，80 歳代では女性のほうがより強く骨盤後傾が見られるようになる，ということを明らかにしました．

　じつはすでに，実用化されている技術もあります．

　日本病理学会と東京大学が中心となり，病理画像のがんの部分をハイライトする AI を開発し，これを実際に福島県内の病理ネットワークに導入しています．このネットワークに参加している病院から病理画像を送ると，AI が胃がんの領域をハイライトして示してくれるとともに，診断結果を見ることができます．その結果を診断の際の判断材料の一つとして活用できる，というわけです．これにより，医療現場にどのような効果がどの程度生じるのか，現在，検証を進めているところです．

新型コロナウイルス感染症への取り組み

　もう一つ，現在進行形で実施している重要なテーマが，

新型コロナウイルス感染症（COVID-19）の診断支援 AI の開発です.

　新型コロナウイルス感染症の方の肺の CT 画像を見ると，多くの場合，ウイルス性肺炎特有のすりガラス状や網目状の影が見られます．さらにそれが 1 カ所だけでなく，末梢や両肺に見られるのが特徴的です．たとえば多くの感染者を出したダイヤモンド・プリンセス号では，PCR（Polymerase Chain Reaction）検査で陽性となった方のうち，112 例について CT 検査が実施されました．そのなかで症状があったのは 30 例で，82 例は無症状でしたが，このうち 44 例の肺に COVID-19 に特徴的とされる所見が見られました．つまり，無症状の人の半数以上の肺に異常が見つかったことになります.

　無症状にもかかわらず，肺に炎症が生じていたことに驚く方もいるかもしれませんが，CT は X 線写真と比べてたいへん感度の高い検査方法なので，微細な病巣の検出に役立つのです．通常，COVID-19 の検査に用いられている PCR 検査の感度は 42〜71％ほどしかありませんが，CT 画像による COVID-19 の感度は，97％と非常に高いという特徴があります．そうしたことから，とくに第一波の初期に PCR 検査が限定されていたなかでは，CT 検査を PCR 検査の代用とすることも検討されていました.

　ただし現在，日本医学放射線学会では，CT 検査を COVID-19 のスクリーニングに使うことは推奨していません．というのも，CT 検査は，感度は高いものの「特

異度」は比較的低いためです．特異度が低いとは，陰性のものを間違って陽性と判断してしまう可能性が高いということを意味します．というのも，新型コロナウイルス感染症は，肺線維症やそのほかのウイルス性肺炎と区別することが難しく，感染初期では変化がきわめて軽微なこともあって，専門医でないと病変を見つけにくいためです．

しかし，もしCT画像を使ってほかのウイルス性肺炎などと区別することができる精度の高いAIができれば，PCR検査の結果を待つまでもなく，CT検査の結果から適切な処置ができるようになるうえ，治療方針の判断に役立てることができます．実際にCOVID-19肺炎の画像解析AIの開発は国内外で急ピッチに進められていて，すでに薬事承認を受けたものもあります．ただ，現状はいずれのシステムも精度はさほど高くありません．いまだに新型コロナウイルス感染症の収束が見えないなかにおいて，精度の高い診断支援AIを開発することは急務と言えます．

新型コロナウイルス肺炎CT画像をAI解析するためのプラットフォーム

そうしたなかで我々は，日本医学放射線学会のJ-MID（Japan Medical Imaging Database）にオンラインで接続されている東京大学，京都大学，大阪大学，岡山大学，九州大学，慶應義塾大学，順天堂大学の7施設から，新型コロナウイルス感染症128例のCT画像を集めまし

た．さらに，クルーズ船で発生した症例データを保有する自衛隊中央病院から 240 例を提供していただき，これらの症例データを RCMB のクラウドに投入して，教師データとすることで，たくさんの CT 画像のなかから新型コロナウイルス肺炎の CT 画像を精度よく AI 解析するためのプラットフォームの整備を進めています．なお，J-MID からは日々新たな症例画像が届いていて，データを増やしているところです．

　具体的にはまず，NII の医療ビッグデータクラウド基盤に収集・蓄積した大量の CT 画像のなかから，肺炎の CT 画像だけを選別する機械学習法を開発しました．この CT 画像には，NII が収集を始めた当初から，画像診断医が作成した所見（テキストデータ）が付随していましたが，さらに 2019 年 9 月頃からは，AI 解析を進めるために必要な正解データ（アノテーション）も受信できるように設計していました．ここで言うアノテーションとは，対象とする疾患の名称や画像上の異常陰影の座標などの情報です．

　そこで今回，COVID-19 肺炎の AI 解析に伴い，このアノテーションのなかに，PCR 検査による陽性／陰性／不明の結果と，画像診断医による判定結果を正解データとして付与することにしました．画像診断医による判定結果とは，CT 画像を観察して，典型的な COVID-19 肺炎に見えるものから，肺炎とは解釈できないものまで 4 段階に分類したうえで，COVID-19 肺炎らしさを判定した国際的な基準に基づく結果になります．この正解デ

ータの付与は，日本医学放射線学会が J-MID に参画している病院と連携しながら実施しました．

また，アノテーションのなかに，施設番号と検査番号を紐づけるとともに，1 検査のデータを一塊のデータ（1 ファイル）として扱えるよう，データ形式の変換などにも取り組んだことで，迅速に COVID-19 の CT 画像 AI 解析のための学習データを構築することができました．

なお，PCR 検査は偽陰性，つまり陽性なのに陰性という結果が出てしまうことが多く，これを正解データとして採用すると成績が伸びないことがわかったため，現在は画像診断医による診断結果を正解データとしています．

このとき，AI の精度を高めるうえで重要な役割を果たしたのが，2019 年 11 月以前から J-MID に蓄積されてきた大量のデータになります．とくに，肺に影があるのに新型コロナウイルス感染症ではないというデータは，AI をかしこくするための難しい訓練データとなることから，先述の COVID-19 肺炎らしさ（典型度）の情報を付加したうえで，共有することにしました．新型コロナウイルス感染症の画像だけでなく，背後に何万というビッグデータがあればこそ，AI の精度を高めることができるというわけです．

このプラットフォームはすでに，新型コロナウイルス肺炎の研究に活用されていて，名古屋大学の研究チームは，この NII のデータベースに独自に開発した AI を適用して，COVID-19 の典型例の識別タスクで 83.3％とい

う高い精度での検出を可能にしました．また，この解析が的確に行えるように，炎症などの影響によってCT画像上で肺が識別しにくい場合に，AIが的確に肺の形を推定する手法も開発しました．

　今後，NIIでは，このAI解析用のプラットフォームをさらに整備するとともに，他のチームと連携してAIアルゴリズムを改良して，精度の向上をめざしていきたいと考えています．また，今後もっと症例数が増えれば，より精度を高めることができると期待しています．そのためには，J-MIDに接続している7大学だけでなく，感染症指定医療機関などの協力も得て，データ数を増やしていく予定です．

医療現場で使えるAIをめざして

　もっとも実際に現場で診断支援AIを活用するためには，薬事承認や倫理委員会の承認など，さまざまな手続きを経る必要があり，実用までの道のりはけっして平坦ではありません．まずは実証実験を通じて精度を高め，現場で安心して使っていただけるように精度を上げていく必要があります．

　いずれにせよ，このような診断支援AIができれば，新型コロナウイルス感染症に限らず，未知の感染症の検知やクラスターの拡大を初期に食い止めるのにも役立つでしょう．肝臓がんのCT検査で偶然に腎臓がんを見つけることがあるように，診断画像は多種多様な情報をいっぺんに写し撮るのが特徴的で，そこから読み取れる情

報はまだまだあるはずです．とくにこれらの画像はすべてデジタル化されているのでAIに投入しやすいという利点もあります．しかも日本の医療機関は質のいいデータを膨大に保有しています．これらをうまく活用すれば，世界に通用するAIを生み出すことができるでしょう．

　今後はさらにデータを増やして，より現場で役立つ医療画像診断支援AIの開発や医療インフラの構築をめざして研究を加速していきたいと思います．

　なお，NIIでは国内外に散在する新型コロナウイルス感染症に関する研究データへ研究者が迅速にアクセスできるよう，オープンデータの調査と収集も実施しています．その結果を，「COVID-19データポータルJAPAN」[※2]として公開しています．このポータルサイトでは，遺伝子配列情報やタンパク質情報，疾患情報などの生命科学系の研究データだけでなく，画像や文献，データ投稿ツールを含めたリソースを，分野横断的に収集することが可能です．画像診断のみならず，遺伝子情報を含めたさまざまなデータと組み合わせることで，今後，より精度の高いAI開発をめざしていきたいと思います．

第4章

個人情報保護法と医療データのややこしさを超えて

特別寄稿　佐藤一郎

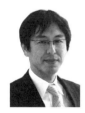

佐藤一郎　国立情報学研究所情報社会相関研究系教授

　1996年慶應義塾大学大学院理工学研究科計算機科学専攻博士課程修了，博士（工学）．お茶の水女子大学理学部情報科学科助教授，国立情報学研究所ソフトウェア系助教授，アーキテクチャ科学研究系教授を経て現職．総合研究大学院大学複合科学研究系情報学専攻教授を併任．内閣官房パーソナルデータに関する検討会構成員，同検討会技術検討WG主査，個人情報保護制度の見直しに関する検討会構成員他を歴任．専門はシステムソフトウェア（OS及びミドルウェア）．

医療データ管理の目標は，「漏らさず」「使う」こと

　現在，データを重視した医療への期待を背景に，医療機関では電子カルテの導入が進み，医療機器のデータを収集・解析するための基盤整備が進められています．一方，私たちの日常生活にスマートデバイスや AI スピーカーが広く普及するなか，個々人の日々の食生活や睡眠，運動，バイタルデータなどをモニタリングしてヘルスケアに役立てる動きも加速しています．こうした取り組みが進展するにつれ，医療機関に加えて民間企業などでも，さまざまな医療データやヘルスケアデータが収集されつつあります．

　このとき，とくに気をつけなければならないのが，「プライバシー情報」の取得とその管理です．はたして，医療データにおいて何がプライバシー情報に当たるのか，またそれをどのように管理し，運用していけばいいのかというのは，きわめて重要な課題です．データの利活用が進展するなか，いままさに法学や医学，情報学などの専門家の間で議論が進められているのです．

　医療におけるデータ管理のあるべき姿について考える際に，一つの拠り所となるのが情報セキュリティの行動原則でしょう．情報セキュリティでもっとも重要な目標は，情報をけっして「漏らさない」ことにあります．そして，その行動原則は，「機密性（Confidentiality）」「完全性（Integrity）」「可用性（Availability）」の維持の三本柱になります．つまり，漏らさず，情報をそのままの状態で保ちつつ（不正な改ざんなどから守りながら），

システムの利用者が必要なときに，安全にアクセスできる環境を整えることが求められているのです．いくらガチガチにデータを守ることができたとしても，そのシステムが使いづらいものでは意味はありません．そうしたことから，NII の医療ビッグデータ研究センター（Research Center for Medical Bigdata, RCMB）では，情報の機密性を維持するためにデータにアクセスできる人を限定し，データの完全性を維持するために収集したデータをそのまま蓄積できる安全管理を徹底したストレージを用意し，可用性を維持するためにデータを速やかに読み出して解析できる環境を整えている，というわけです．

　医療データの場合は，そのデータを取得した医療機関は研究機関とは限らないため，大学を含む研究機関にデータを提供する，つまり第三者提供をしない限りは，多くの場合，解析結果をうまく活かすことはできません．一方，医療データはその特質上，機微性があり，データの利用や提供先を限定することが重要となります．そのためには提供先を選別して契約などで利用範囲を明確化する方法に加えて，技術的な解決策の一つとして匿名化と呼ばれるデータの加工を採用しています．これは，データのなかで個人情報やプライバシー侵害となり得る部分を取り除いて加工すれば，データの対象となった個人の権利や利益を守りながら利活用できる，という考えに基づきます．ただ，データは加工すれば利活用に資する情報も失いがちであり，一筋縄ではいきません．もっと

も，見方を変えれば，データ加工は学術的にチャレンジングなテーマとも言えます．そうしたことからNIIでは，データ加工に関する研究を進めるとともに，アクセス制御やセキュリティなど，データの利用に関わる研究も行っています．

　ちなみに，データの機微性を守るために秘密計算などの手法も提案されていますが，その計算コストを考えると，RCMBの取り組みのように実運用に相当するケースでは解決すべき課題が多いのも事実です．

個人情報の塊である医療情報の特殊性

　医療データはじつに多様で，たとえばカルテであれば，患者さんの氏名，生年月日，住所，性別などの個人情報が含まれており，誰のデータなのかがわかります．一方，心拍数や血圧，体温，心電図，血中酸素濃度といったバイタルデータは，種類は多いものの，同じ個人でも変動することから，そのデータだけを見ても，誰のデータなのかはわからないでしょう（特異なバイタルデータ，または長期間履歴の場合は個人が特定される可能性が高くなるため，これらのデータは個人情報になり得ます）．

　また，レントゲンや胃カメラなどの医療画像は本人ですら自分のものであると判断がつかないことが大半です．一方でその画像を撮影した医療機関は，多くの場合，画像データとカルテをセットで持っています．その意味では，その画像を撮影した医療機関においては医療画像とセットとなるカルテにアクセスできる可能性があります．

そのため，取り扱いには十分な注意が必要です．ただし，類似した医療画像が大量にあり，その画像を撮影した医療機関を示す情報がなければ，たとえ撮影した医療機関であっても，医療画像からその画像の患者を特定することは難しいと言えます．このため RCMB では，患者の氏名を含む属性情報はもちろん，撮影した医療機関が不詳な医療画像については，関係する医療系学会を通じて預かり，AI による分析などを行っているのです．

　また，医療データには，正確性や可用性が求められます．たとえば AI で特定の患部を見つけようとしたとき，学習データ自体が間違っているとその AI は間違った結果を出し続けることになります．そのため AI の診断精度が上がっても，人間の介在は当面，不可欠と言えるでしょう．

　このように医療データは個人の健康状態を垣間見せるものであることから，機微性の高い情報であり，取り扱いには十分な注意が必要になります．個人情報であれば個人情報保護法によって取り扱いが規制されますし，さらにカルテや看護記録などに記される病歴は，個人情報保護法において配慮が必要とされる「要配慮個人情報」（後述）に位置づけられています．

　さて，では医療データを活用する際に，どのようなことに注意する必要があるのでしょうか．本章の前段では，とくにデータを利活用する側のリテラシーを高める目的で，医療データ利活用における注意点を解説し，後段では，法制度，特に個人情報保護法とその関連について説

明します．同法は平成 15（2003）年に成立しましたが，情報技術の進展に伴い個人情報の保護対象が拡大することを前提に，原則として 3 年ごとの見直し規定が設けられています．現行の個人情報保護法（2021 年 5 月現在）は平成 27（2015）年に成立し，2017 年に施行されました．その後さらに，令和 2（2020）年に成立した改正法（2022 年施行予定）と，令和 3（2021）年に成立した改正法が続きます．2020 年と 2021 年に成立した改正法は，本書の執筆時点では施行前ですが，改正法による学術研究への影響を中心に説明したいと思います．

医療データの利用に求められる「説明」と「同意」とは

　さて医療データの利用では，「説明」と「同意」が重要です．その取得の際には事前に本人の同意を得ることが個人情報保護法により求められています．特に医療データを取得・利用するときは，医師などが患者にそのデータの利用目的を丁寧かつ具体的に説明することが前提となります．このとき，単に説明するプロセスを経ればよいというわけではなく，患者本人が理解することが重要です．

　同意に関しては，個人本人の自由意志による同意が大前提であり，何らかの優先的な立場によって同意を求めた場合は，事後に同意があったとは認められないことがあります．したがって教員が生徒・学生に何らかのデータ利用の同意を求めるケースや，医師が患者に医療データの利用を求める場合には，たとえ同意をしない場合で

も不利益が生じないことなどを含めて，丁寧に説明し，判断をしてもらうことになります．また，患者が意識不明で同意が取れない場合や，意識があっても患者自身に適切に判断するだけの知見があるのかどうかわからない場合もあり，同意をとれば医療データをどんな目的に利用していいとは単純には言えません．健康な方でも説明を理解せずに同意していることは多々あり，同意しているから何をしてもいいというわけではないのです．

　なお，説明することの義務を英語では，アカウンタビリティー（accountability）と訳しますが，この言葉には，「説明したことの実行」も含まれます．つまり，利用側は，説明通りにデータを取り扱うこともセットになることに注意すべきです．

　医療データの種類によっては，取得の手段や検査装置にも法規制がかけられていて，むやみにデータを取得できないしくみになっています．また，医療機関や医療従事者は個人情報保護法以外にも当該の業法によっても法規制がかけられています．さらに専門家責任に基づく守秘義務，加えて医療従事者の職業倫理による制約も課されます．つまり医療データはその保護という面では幾重にもガードされているのです．医療データの適切な利用と保護は，技術による部分と法制度による部分，さらに倫理による部分があり，その三つの部分の関係を整理しながら進めることになるというわけです．

　たとえば技術による漏洩対策については，堅牢なストレージの用意やデータの暗号化のほか，第三者提供を行

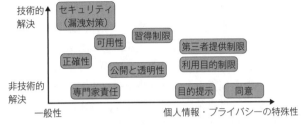

図 4-1　個人情報・プライバシーにおける考慮事項

う場合は前述の匿名化などがあります．データの正確性の担保については，改変を加えられないようにする技術の導入に加えて，データにアクセスできる人を限定するとともに，アクセスした者のログ（記録）を取ることも重要です．

───【Column】　データの価値と利活用のリスク───

　パーソナルデータは 21 世紀の石油であると言われることがあります（取扱いを間違えると燃える，つまり炎上するという点では共通項があるかもしれません）．これはデータが社会を動かす燃料になるとともに，売買可能な資産となるという考え方です．しかしながら，医療データに限らずデータの価値は，データそのものではなく，そのデータを使って何を解決したのかによって生じるはずです．特に医療データの場合，その利活用で人々の健康を改善する，難病を治せる方法を見つける，といった大きな効用が期待されていますが，これらの効用は価格という

経済的価値としてそっくりそのまま還元できるとは限りません．つまり，データ，特に医療データそのものに経済的・資産的価値を求めるのは無理があると言えるでしょう．

データを資産と見なすと，石油が燃料としてだけでなく，プラスチックなどの原料を含めて多目的に使われるように，データも多目的に使いたくなって，第三者に譲渡したくなります．しかし，個人情報は利用目的を提示したうえで取得しなければなりません．もし利用目的を変えるのであれば，同意を取り直す必要があります．後述するように個人情報の学術利用では利用目的の制限が緩和されていますが，医療データは患者を含む個人に提供していただいたデータであり，学術目的の範囲はもちろん，提供してくださった方々の想定を越える目的に利用することは厳に慎むべきです．

また第三者提供については，研究者が善意で学術機関に提供する場合であっても，その結果として漏えいなどのリスクが高まるとともに，提供先で思わぬ個人の権利利益の侵害に発展する可能性は否定できません．提供者は，提供先の利用や安全管理を含めて，一定の責任が生じることを肝に命じるべきでしょう．

医療データにおける個人情報とプライバシー

　医療データの利活用は，医療はもちろん，製薬を含めて大いに期待される一方で，差別を含む，個人に対する深刻な権利利益の侵害につながることもあります．なかでも権利利益の侵害に関わるのが，個人情報やプライバシー情報です．

　個人情報とは，ざっくりと言えば，どこの誰かがわかる情報ですが，その情報から直接，誰かがわからなくても，他の情報との照合によって誰かがわかる情報も含まれます（詳細は後述します）．一方，プライバシー情報は，個人や家庭内の私事や私生活，個人の秘密などについて，他人から干渉されたり，侵害を受けたりする可能性のある情報です．しかし，何がプライバシー情報なのかを明確に言うことは困難です．なぜなら，個人がプライバシー情報と思えばプライバシー情報となり得てしまうからです．

　プライバシーの範囲は，人々の価値観の変容と技術の進展に伴い，広がりつつあります．極論を言えば，個人がプライバシー情報と思えばプライバシー情報になり得るということです．つまり，プライバシー情報は個人の主観に依存するものであり，人によって基準が異なるだけでなく，同一の人であっても，置かれた状況によって判断基準が変わり得ます．

　日本でプライバシーという言葉が広く使われるようになったのは，三島由紀夫の小説『宴のあと』事件の裁判からと言われています．その裁判の判決では，プライバ

シーを「人に知られたくないものを公開されない権利」としました．なお，日本にはプライバシーに関わる明文規定はありませんが，憲法13条の個人の尊重により保障されるという解釈もあります．

プライバシー情報となり得るパーソナルデータは広く，しかも多種多様かつ曖昧です．しかしだからといって，それらをすべて保護していたのでは，研究活動も企業活動も立ち行かなくなってしまうでしょう．

では，どうすべきなのか──．

本来，守られるべき情報とは，病歴を含めて，どこの誰なのかがわかるといった個人情報だけでなく，たとえ本人と紐付けられることがなくても，他人に知られると嫌だと思うプライバシー情報も含まれます．したがって，適切に保護しなければ，個人の権利利益の侵害や，いわゆる炎上を含めた社会的な批判を受けることがあります．一方，同じプライバシー情報であっても，利用の仕方によっては個人の権利利益の侵害に至らないケースもあります．そう考えるとパーソナルデータを利活用しようとする研究機関や事業者は，法的には個人情報ではないに

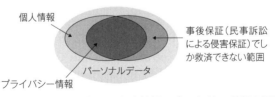

図 4-2　パーソナルデータ，個人情報，プライバシー情報の用語整理

しても，世の中の多くの人がプライバシーと思う範囲の
パーソナルデータについて，それをどう利用するとどの
ような問題が起こるのかを考え，さらには社会的かつ文
化的な背景も含めて総合的に判断して，その都度，個人
のプライバシー情報の範囲を適切に設定するほかない，
ということになります．

　言い換えると，ある決められた範囲のデータを決めら
れた方法で使うのではなく，研究機関や事業者自身が保
有するプライバシー情報とその利用を考慮して，保護す
ることが求められるのです．このとき適切な利用に関わ
る規則は必須ですが，それだけは不十分です．データの
適切な利用を担保する組織的なしくみ，つまりガバナン
スを整えなければなりません．なお，本章の筆者である
佐藤一郎は，経済産業省と総務省の共管による企業向け
のガバナンスの検討会で座長を務め，2020 年に「プラ
イバシーガバナンスガイドブック」を取りまとめました．
今後は，企業だけでなく研究機関においても，ガバナン
スを含めた整備が求められることになるでしょう．

　では，ガバナンスについて，医療データの利活用に当
てはめてみるとどうでしょうか．繰り返しになりますが，
医療データは，差別を含む個人に対する深刻な権利利益
の侵害につながる情報も含まれ，機微性の高いものです．
医療データを利用するのが医師や看護師であればその資
格に関わる専門家責任により，その利用には一定の歯止
めがかかっているから大丈夫という見方もできるでしょ
う．しかし，NII のように直接的には医療の専門家責任

がおよばない組織が医療データを扱うときは，医師の診断支援として，あくまでも画像の類似性の定量化に徹するのはもちろんのこと，データの管理を強固なものとし，アクセス者を限定しなければならないと考えています．さらにデータを入手する際の契約においても，提供元での加工などをお願いすることで，NII では患者を特定するような属性情報は預からないなどの方策を取って研究に臨んでいます．

個人情報の保護は，あくまでもプライバシー保護の代用

　パーソナルデータの適切な取り扱いのためには，プライバシーと個人情報の関係を理解しておかなければなりません．日本の個人情報保護法の背景には，1980 年 9

1	収集制限の原則	パーソナルデータ収集方法は適法かつ公正で，当人に通知や同意をする事
2	データ内容の原則	パーソナルデータを利用目的の範囲内で利用する事と，その範囲内で個人データの正確さや最新さを期す事
3	目的明確化の原則	パーソナルデータ収集以前に収集目的を特定し，目的変更の際も目的を特定する事
4	利用制限の原則	当人の同意や法令に基づく場合以外は，パーソナルデータを目的外使用してはならない事
5	安全保護措置の原則	不正利用，漏洩，改竄等に対する対策を講じる事
6	公開の原則	パーソナルデータの利用方針を公開し，これに基づく事。さらにデータ管理者と個人データの所在地を示す事
7	個人参加の原則	データ管理者が自身の個人データを保有しているかを確認し，保有している場合にはそのデータを当人に教えるすべを提供する事。データ管理者がこれらを拒否する場合はその理由を提示し，異議申し立てができるようにする事
8	責任の原則	データ管理者が以上7つの原則を実施する責任を有する事

図 4-3　OECD プライバシー 8 原則

OECD プライバシー 8 原則における「パーソナルデータ」とは，識別された，または識別されうる個人（データ主体）に関するすべての情報を意味する．

月に OECD（経済協力開発機構）が提案した「プライバシー8原則」があります．これをもとに，OECD 加盟国のパーソナルデータに関する法体系の基本的な考え方が整理されることになりました．OECD 加盟国間で個人情報保護制度の齟齬による問題が比較的少ないのは，各国がこの8原則をベースとしているからと言えます（なお，判例を重視するコモンローに基づく米国や英国はやや特殊な法体系をしています）．

この8原則の前提となっているのが，「プライバシーはそもそも定義できないものなので，これを個人情報の保護によって間接的に守ろう」，という考え方です．プライバシー情報のかなりの部分は個人情報と重なりが大きいことから，その範囲が比較的明確な個人情報を守ることでプライバシー保護の代用としたわけです．そして，個人情報を活用する際に，利用目的の提示と同意を課すことで，「保護」と「活用」の両立に道を拓きました．

個人情報の保護はそもそもプライバシーの保護の代用である，という認識を持つことは，データ利活用の際に炎上を避けるうえでも重要です．実際，利活用における炎上は，プライバシー情報ではあるものの，個人情報ではないというデータが遠因になっていることが多いのです．医療データの保護についても同様で，個人情報保護法を遵守するだけでは，思わぬところでプライバシー侵害の問題を引き起こす可能性があります．したがって，どういうデータを取得するのか，またどのようにデータを利用するのか，それぞれの案件ごとに個人の権利利益

の侵害になることがないかを見きわめ，それぞれ対応していくことが求められるのです．

　もっとも，研究機関や企業自身が，プライバシー情報の範囲とその保護を適切に設定するのは容易ではありません．たとえば企業であればプライバシーに関わる情報の利用に関する方針を定め，それを個人にわかりやすく提示し，それを遵守しながら事業を行うためにプライバシーに関わる責任者を置くといったかたちで，ガバナンス体制をつくる必要があります．その際，消費者団体も含めた有識者会議で意見を聞く，医療研究であれば患者団体や治療をされる側の立場に立って発言できる有識者に意見を聞くなど，外部の意見を取り入れながら検討することが望ましいでしょう．さらに，組織として，個人情報・プライバシー保護のための人材やコストなど，リソースを確保しておくことも忘れてはなりません．

改正法により個人情報の定義を明確化

　では次に，個人情報保護法の主な規律について見ていきましょう．

　先述の通り，個人情報を取得・利用するときには，その利用目的を本人に通知，または公表しなければなりません．また，個人情報を本人に示した目的以外に利用するときには，あらかめ個人の同意を得る必要があります．個人情報を保管する際には，情報の漏洩などが生じないように，安全に管理しなければなりません．また，個人情報を本人以外の第三者に提供するときには，原則とし

てあらかじめ個人の同意を得る必要があります．さらに，本人から個人情報の開示を求められた際は，請求に応じて個人情報を開示，修正，利用停止などに応じる必要があります．このように，個人情報については，その取得や利用，保管などにおいて厳しく規制がかけられているのです．

なお，個人情報保護法は，原則として，個人情報を取り扱っている事業者すべてに適用されます．この事業者というのは企業に限らず，個人事業主や町内会などの組織，学会などにも適用されるため，誰もが基本的な規律については押さえておいたほうがいいでしょう．また，個人情報保護法は，個人の権利利益の保護と個人情報を活用することの有用性のバランスを取ることを前提に，時代の要請に合わせてたびたび改正が加えられているため，改正のポイントも見ておく必要があります．

とくに大きく変わったのが平成29（2017）年の法改正で，個人情報の定義がより明確化されました．個人情報とは，生存する個人に関する情報であり，氏名や生年月日など特定の個人を識別できるものです．ところが，これまで個人の識別に結びつかなかった情報も，技術の進展に伴い，識別に用いられるケースが出てきたことから，何が個人情報に当たるのかを明確にし，グレーゾーンを解消するという狙いで法改正がなされました．

そこで，このときの法改正で加えられたのが「個人識別符号」です．個人識別符号とは，指紋や掌紋，DNA，顔，指静脈，歩容，声紋など，特定の個人の身体の一部

の特徴をデジタル変換した符号のことです．さらに，マイナンバーやパスポート，医療保険，年金，運転免許証など，本人確認のために用いられる符号もこれに含まれます．なお，個人識別符号は政令で定められたデータの種別に含まれる識別子などは，それ単体でも個人情報として扱うという位置づけです．それ以外の識別子やデータについては，仮にその識別子やデータ単体ではどこの誰かがわからなくても，外部の情報との容易な照合によって特定の個人を識別できる場合には個人情報になります．

　余談になりますが，じつは2017年の改正作業では，個人情報に準じた情報である準個人情報という新しいデータ類型が検討され，その対象として指紋や掌紋などの生体情報と，パスポートや運転免許証などの公的番号について，「内閣官房パーソナルデータ検討会技術検討ワーキンググループ（主査：佐藤一郎）」で検討していました．しかし，この検討報告を受けて，ある経済団体が利活用の観点から個人情報とは別のデータ類型ができることに難色を示したのです．その結果，準個人情報は立ち消えになり，その代わりに準個人情報の想定対象の多くが個人識別符号として列挙されることになりました．当該ワーキンググループの意図としては，個人情報として厳格な保護が不要な情報を整理したつもりでしたが，それらの大半が個人情報となり，利活用の観点からは利用範囲を狭めることになってしまいました．

条文解釈にグレーゾーンが存在する理由

　法律の条文解釈には幅があり，まさにグレーゾーンが存在すると言えるわけですが，法律というのは将来の状況変化に適用するために曖昧にしている場合があります．一方，特に情報学の研究者は一意の解釈しか許されないプログラミング言語に馴れていることもあり，条文解釈に幅を持たせていることを理解できないことがあります．その結果，自分にとって都合のよい，特定の解釈に固着することがあり，しばしばトラブルの元となります．

　そもそも法律では，プログラムと違って，想定されるすべての状況を網羅することはできません．したがって，法律に基づいて何かをしようとすると，条文に記載がなくて迷うことが多々あるものです．

　そのときに拠り所になるのが，各法律の第一条に書かれる法律の目的です．しかし残念なことに，技術系の研究者は当該の条文しか読まない傾向にあります．せめて条文を読む前にその法律の第一条，つまり目的を読み，法の趣旨を理解しておくだけでも，多くのトラブルを回避できるでしょう．

個人情報は状況や時代によって変化する

　ところで，あるデータが個人情報か否かを判断するときに，個別データ単位で考えるべきで，データの種別単

位で考えることは避けるべきです．たとえばメールアドレスの場合，個人名や組織名が類推できるアドレスであればそれ単体でも個人情報となりますし，逆にフリーのメールアドレスで，ユーザ名が一見ランダムな英数文字列であれば，それは個人情報とされることは少ないでしょう．つまり，個人情報か否かはメールアドレスのようなデータの類型からは判断することはできず，個別に考えなければならないのです．

　また，データを第三者に提供する場合，そのデータには何らかの識別子やユニークな履歴情報が含まれるだけであれば，個人情報ではないとも言えますが，提供先においてその識別子や履歴情報から特定の個人を識別できるのであれば，個人情報の第三者提供になり得ます．このため，第三者に提供するデータにクッキー（Cookie）やIPアドレスなどの識別子が含まれる場合，提供先においてその識別子を通じて個人情報と突き合わせることがないかを注意する必要があります．

　近年，海外，たとえばEUや米カリフォルニア州などでは，クッキーやIPアドレス，端末識別子も個人情報として扱うなど，個人情報の範囲が広がってきており，その流れは日本にも影響することが予想されます．

　前述のように個人情報は法律によって定義されていますが，個人情報の定義については時代とともに変化する——正しく言うと変化するようにつくり込まれています．個人情報保護法では，ある情報がそれ自体では特定の個人の識別はできなくても，外部情報と照合（個人情報保

護法では「容易に照合」）により特定の個人を識別できる場合には個人情報となり，保護と安全管理義務が生じます．

　個人情報保護法ができた平成15（2003）年当時は，照合のための技術も貧弱であり，Web検索サービスはあったものの，照合できる情報はまだそれほど多くはありませんでした．それが，時代とととともに照合の技術が向上するとともに，外部情報も格段に増えています．したがって，2003年時点よりも個人情報の範囲は広がっていますし，今後も技術の発達とともに個人情報の範囲は広がることが予想されます．つまり，現時点で個人情報ではないと判断された情報も，未来においては個人情

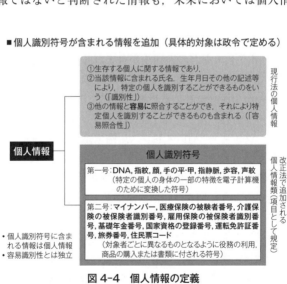

■個人識別符号が含まれる情報を追加（具体的対象は政令で定める）

図 4-4　個人情報の定義

報になり得るということです．これは個人情報の範囲を
わかりにくくしている側面もありますが，技術進歩に応
じた保護を可能にする知恵でもあるのです．

3種類の個人情報保護法に加えて自治体条例も

　さて，このように個人情報の定義は一筋縄ではいきま
せんが，医療データの利用でとくにネックになっていた
のが，個人情報保護に関する法律が一つではなく，対象
組織によって違うことにありました．図4-5にあるよう
に，私立大学を含む民間事業者の場合は個人情報保護法
が適用されますが，国立大学法人やNIIのような大学共
同利用機関法人では，独立行政法人等個人情報保護法
（独個法）が適用されます．法律によって保護が相違す
るだけでなく，個人情報の定義も違っていました．

　たとえば，個人情報の定義として，個人情報保護法に
は，「他の情報と**容易**に照合することができ，それによ

組織種別	適用法
民間事業者(私立大学, 学会, 私立病院, 民間企業, 町内会等)	個人情報保護法
国の行政機関等	行政機関個人情報保護法
独立行政法人, 国立大学法人, 大学共同利用機関法人等	独立行政法人等個人情報保護法
地方公共団体, 公立大学, 公立研究機関, 公立医療機関等	各地方公共団体の個人情報保護条例

- 個人情報保護法は，個人情報を取り扱っている人に原則としてすべて適用される．なお，一般個人であれば適用されないが，個人事業主，町内会等の組織，学会にも適用される

図4-5　組織によって違う適用法令

り特定個人を識別することができるものも含まれる」と条文に書かれています．じつはこの条文にある「容易に」の一言が問題となってきました．なぜなら，個人情報保護法には「容易に」があるのに対して，行政機関個人情報保護法（行個法）や独立行政法人個人情報保護法（独個法）には，「容易に」の文言がないためです．すなわち，個人情報の定義が異なり，国立大学の方が私立大学よりも個人情報の範囲が広くなり得るということになります．

　これによって何が起こっていたかと言えば，たとえば私立大学からNIIがデータの提供を受ける際に，私立大学においては個人情報に当たらないものが，NIIでは個人情報になり得る，という事態です．これはNIIでデータを収集する際に大きなネックとなっていました．だからといって，私立大学に対していちいち，「独個法に合わせてデータを加工したうえでNIIに送ってください」とお願いするのは難しいものがあります．NIIの研究倫理委員会でもたびたび問題となり，私立大学からのデータの受け取りのたびに議論されてきました．

　このため本章の著者である佐藤一郎に，私立大学からのデータの受領を前提にガイドラインなどの方策づくりが求められましたが，相違な法律をガイドラインでつなぐのは困難なうえ，ギャップを埋めるガイドラインをつくるよりも，法律を変えてギャップを埋める方が効果的かつ建設的であると判断して，各方面に働きかけることにしました．法制度の相違は研究データの共有でも起き

ていたことから，個人情報保護法，行政機関個人情報保護法（行個法）と独立行性法人等個人情報保護法（独個法）の一元化に関わる検討会（内閣官房，個人情報保護委員会，総務省行政管理局，総務省自治行政局の共管）に参加して議論することになりました．

　また，公立大学との研究連携や，公立病院からデータを受け取るときにも問題が生じていました．欧米と比較して日本は営利の民間病院が圧倒的に多いとはいえ，公立病院が2割ほどあります．その公立病院は地方公共団体が定める個人情報保護条例に則って運営されていますが，個人情報保護条例が地方公共団体によって異なり，ほぼ同じ条項でも地方公共団体ごとに解釈・執行に相違がある状況だったのです．たとえば，ある地方公共団体では，生存者の情報だけでなく死者の情報も個人情報に含めています．これにより，公立病院からデータを受領するときは，その公立病院を所管する地方公共団体の個人情報保護条例により個人情報が異なることになります．これでは学術研究だけでなく，地域医療連携などにも支障をきたすことになるでしょう．そのため，法と条例の一元化についても，前述の検討会で議論することになりました．

法改正により各法の一元化へ

　個人情報保護法は，令和2（2020）年に3年ごとの見直しによる法改正が終わったばかりですが，令和3（2021）年にも法改正に向けて動くことになりました．

前述の検討会で議論してきた内容——行個法と独個法における個人情報に関わる定義や規律，さらに地方公共団体も法律で規律することで一元化すること，学術研究や医療に関わる独立行政法人については，個人情報保護に関わる民間部門の規律を適用すること，という改正法案が2021年の通常国会に提出され，同年5月に成立しました（一部の施行は2022年4月）.

この新たな改正法により，学術研究や医療に関わる独立行政法人，つまり国立大学法人，国立研究開発法人，大学共同利用機関法人，独立行政法人国立病院機構，独立行政法人地域医療機能推進機構，独立行政法人労働者健康安全機構，沖縄科学技術大学院大学学園，放送大学学園が原則として民間事業者と同様の規律となります（開示請求などは従前の独立行政法人の規律が継承されます）．これにより私立大学や民間病院と規律上の違いがなくなり，データの連係が容易になります．公立病院も同様と言えますが，具体的にはガイドラインの整備を待つべきでしょう．

なお，先述の「容易に照合することができる」と「照合することができる」という条文の違いについても，2021年5月に成立した法改正において，行個法および独個法の個人情報の定義にも「容易に」の文言を入れることで統一されました．「容易に」を入れることにより，行政機関や独立行政法人が保護する個人情報の範囲は実質的には変わらないというのが政府見解になっています．つまり実務的にも「容易に」があるか否かには差がない

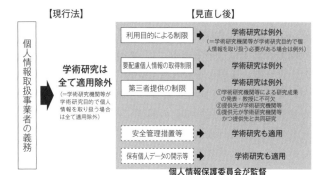

【現行法】　　　　　　　　　　【見直し後】

個人情報取扱事業者の義務

学術研究は
全て適用除外
（＝学術研究機関等が
学術研究目的で個人
情報を取り扱う場合
は全て適用除外）

利用目的による制限	➡	学術研究は例外 （＝学術研究機関等が学術研究目的で個人情報を取り扱う必要がある場合は例外）
要配慮個人情報の取得制限	➡	学術研究は例外
第三者提供の制限	➡	学術研究は例外 ①学術研究機関等による研究成果の発表・教授に不可欠 ②提供先が学術研究機関等 ③提供元が学術研究機関等かつ提供先と共同研究
安全管理措置等	➡	学術研究も適用
保有個人データの開示等	➡	学術研究も適用

個人情報保護委員会が監督

図 4-6　学術研究に係る適用除外規定の見直し（厚労省・文科省
「生命科学・医学系研究等における個人情報の取扱い等に関す
る合同会議」向け資料より作成）

ということになります.

学術研究に係る個人情報利用の適用除外規定の見直し

　2021 年の個人情報保護法改正については，独立行政
法人などに民間部門の規律を適用することから，私立大
学の民間事業者には関係ないと思われがちですが，学術
研究に関しては民間事業者にも影響を与えます.

　現行法（2021 年 5 月時点）および 2020 年成立の改正
法では，学術研究機関などが学術研究目的で個人情報を
取り扱う場合，一律に個人情報保護法第 4 章に定める各
種義務の適用除外としています. つまり，規制が緩和さ
れているのです. しかし，①個人情報保護法の学術研究
適用除外となる範囲および対象義務が不明確であるとい
う問題から，日本の学術研究機関などに EU から移転さ

れる個人データについて，2018年から施行されている
EUの一般データ保護規制（GDPR）の「十分性認定」
の効力がおよばないとされ，EUの研究機関との共同研
究を行う際の支障ともなり得ていたこと（十分性認定に
ついては後述），②同改正法では学術および医療に関わ
る独立行政法人を民間部門の規律に合わせることになっ
たものの，独立行政法人の学術研究に係る適用除外規定
に対して，民間事業者の適用除外規定には不明確な部分
があったこと，③学術研究において，いささか乱暴な個
人情報の取り扱いの事例が見受けられていたことなどに
より，2021年に成立した改正法では学術研究に係る適
用除外規定の見直し（精緻化）が行われることになりま
した．

　なお，EUのGDPRは違反したときの制裁金が非常に
高額なこともあり，国内の学術研究者のなかには過度に
心配される方もいます．これは，一部のコンサルタント
事業者などが不安を煽って，国内企業からコンサルタン
ト契約を取り付けていた影響もあります．もちろん，
EUの個人情報などの取り扱いに違反した場合に制裁を
受ける可能性はゼロではありませんが，EUにとっても
制裁に踏み切れば費用と手間がかかることから，学術研
究データに関して言えば，その対象になる順位は相対的
に低いと予想されます．また，現実には日本の研究機関
が単独でEUの個人情報を集めることは少なく，むしろ
EU側の研究機関と連携することの方が多いはずです．
EU側の研究機関のGDPRへの準拠が不十分なケースが

見受けられることから，まずはそちらの心配をすべきで
しょう．

　さて，2021年の法改正によって，図4-5のように，学
術研究については，現行法および現行法の2020年成立
の改正法より適用除外範囲を義務ごとの例外規定として
精緻化し，安全管理措置や開示は除外されないことが明
確化されました．一方で，利用目的による制限，つまり
学術研究機関などが学術研究目的で個人情報を取り扱う
必要がある場合は，利用目的の制限や要配慮個人情報の
取得制限（事前同意など）が適用除外になります．この
ほか，個人情報の第三者提供に関しては，①学術研究成
果の公表または教授のためにやむを得ないとき，②提供
先が学術研究機関等の場合，提供元が学術研究機関等で
学術的な共同研究において第三者への提供が必要なとき，
③学術研究機関等で提供元であり，学術研究目的で取
り扱う必要があるとき，の三つの類型について適用除外
対象になります．

　ここで注意しなければならないのは利用目的の適用除
外です．従前は利用目的の制限はありませんでしたが，
2021年の法改正では，「個人の権利利益を不当に侵害す
るおそれがある場合を除く」という条件がつけられまし
た．この改正に関しては，内閣官房，個人情報保護委員
会，総務省行政管理局，総務省自治行政局の共管「個人
情報保護制度の見直しに関する検討会」において議論し
ました．佐藤一郎は，この検討会構成員として，「学術
目的の適用除外では，学術の自由を原則としながらも，

個人の権利利益の侵害を伴うのは適切でないことは明記すべき」という旨の発言を行いました．個人情報保護法はその第一条（目的）において「個人情報の有用性に配慮しつつ，個人の権利利益を保護することを目的とする」という部分があり，法の趣旨を考えれば，適用除外においても個人の権利利益を保護するのは当然と言えます．しかし，当該の条文しか目を通さず，さらには適用除外なのだから何をしてもいいと勘違いされているケースも見受けられることから，条文においても明記が必要である，というのが発言の意図でした．これにより，前述のGDPRの準拠の意図も含めて，改正法では先述の条件が加わることになりました．

　なお，「個人の権利利益を不当に侵害する」ことに関しては，直接的には民事上の不法行為となり差止請求が認められるような場合もありますが，憲法上の人権などにも配慮する必要があります．もっとも，個人情報保護法はもともと行政機関が個人に関わる情報を適切に管理・利用する法律が出発点になっています．したがって，これまで学術研究機関などが適用除外により個人情報の学術利用をしていたとしても，個人の権利利益の配慮はしてきたはずで，その意味では新たに制限が増えることはないでしょう．

3 法の一元化により，所管もすべて個人情報保護委員会へ

　少し話が遡りますが，2003年に成立，2005年に施行された個人情報保護法は，事業者を所掌する主務大臣が

所管していましたが，2015年に成立，2016年に施行された改正個人情報保護法からは，独立した第三者機関として個人情報保護委員会（内閣総理大臣が所管する行政委員会）へと所管が変わりました．個人情報保護委員会とは，2017年の法改正に先立ち，2016年に内閣府に設置された独立の規制機関です．この背景には，事業者の業種によって所管する省が異なり，それぞれの省によって対応が統一できていなかったこと，また業種を越えるデータの利用に不都合が生じていたことがありました．

　たとえば国立大学やNIIなどの大学共同利用機関法人，研究開発法人を含む独立行政法人には独個法が適用され，その所管は総務省行政管理局です．行政機関，つまり中央省庁などの行個法が適用される組織の所管も，同じく総務省行政管理局です．また，先述の通り，地方公共団体ごとに個人情報保護条例があることも，運用を複雑にしていました．これに対応するため，2021年に成立した改正法により，民間事業者，行政機関，独立行政法人，地方公共団体を個人情報保護委員会が一元的に所管することになるというわけです．

　なお，地方公共団体については，地域性などを考慮して，一部の団体は法律に上乗せするかたちで規律を課しているところもあり，それらは条例として継続することは可能です．現実問題として，個人情報保護委員会のリソースを増やさないと対応しきれないのではないでしょうか．

　また，これまで私立大学を含む民間事業者および，国

立大学を含む独立行政法人の学術研究の適用除外については，従来，それぞれ個人情報保護委員会および総務省行政管理局が所管していましたが，今後は個人情報の取り扱いについては個人情報保護委員会が一元的に所管します．ただし，個人情報保護委員会は，「大学の自治を始めとする学術研究機関等の自律性を尊重する観点から，学術研究機関等に個人情報を利用した研究の適正な実施に関する自主規範の策定・公表を求めた上で，自主規範に則った個人情報の取扱いについては，原則としてその監督権限を行使しない」こととしています（法改正に関わる議論では，学術研究機関等の自律性に関して，個人情報保護委員会は非常に尊重してくれました）．また，個人情報保護委員会は，自主規範の策定を支援する観点から，必要に応じ，指針を策定・公表することとなり，今後，学術コミュニティには，2021 年の法改正に則した自主規範の作成が求められます．つまり，この法改正は，国立大学や大学共同利用機関にとっては抜本的な改革となることから，今後，各機関は個人情報保護関連の規定については大幅な変更を余儀なくされるでしょう．

　ところで，個人情報の学術利用の適用除外は，決して学術研究者に与えられた権利ではありません．国民の学術研究に対する期待により，許容されているだけと言えます．したがって，一部の研究者がその期待を裏切れば，学術研究全体に対する国民の信頼を失い，適用除外などの優遇措置は剥奪されてしまうかもしれません．それを防ぐためには研究者一人ひとりの自覚はもちろん，研究

機関における各種規程や倫理審査により，データの不適切な利用や提供を未然に防ぐしくみが不可欠なのです．

要配慮情報に含まれる病歴データは本人同意が必要

　医療データの利活用の面から言うと，個人情報保護法のなかでも，2015 年に成立（2017 年施行）の改正個人情報保護法で導入された要配慮個人情報についても言及しておくべきでしょう．これは「個人に対する不当な差別または偏見，その他の不利益が生じないようにその取り扱いに特に配慮を要する記述等」のことを言います．具体的には，本人の人種や信条，社会的身分，犯罪の経歴，犯罪被害を受けた事実などに加えて，病歴を含みます．そして医療データに関しては，政令で定めるものとして，心身機能の障害のほか，医療機関などで行われた健康診断などの検査結果や保健指導，診療・調剤情報なども含まれます．つまり，医療データの多くは要配慮個人情報となる[※1]のです．そして，これらの情報については，本人の事前の同意を得ない取得を原則として禁止しています．

　なお，行個法および独個法では，一般の個人情報の取得についても事前同意が必要なために，要配慮個人情報か一般の個人情報なのかの違いはほとんどありませんが，国際的共同研究では，2021 年成立の改正法施行以降は明に分けて取り扱う必要が出てくるでしょう．

　要配慮個人情報は，2018 年から施行されている EU の GDPR などに導入されてきた，機微な個人データ（セ

ンシティブデータ）と対応しており，EUでもセンシティブデータの情報は事前の同意なしの取得を原則として禁止しています．

　この要配慮個人情報が導入された背景の一つは，EUとのデータ連携を進めるうえで，GDPRへの対応が求められてきたことがあります．EUと他国間のデータ移転については，欧州委員会が，データ移転先の国が十分なレベルの個人データ保護を保障していることを前提に許可していて，日本との間には2019年1月に「十分性認定」が発効しました．十分性認定を受けていない国は，EU域内からの個人データの移転には著しい制限がかかるため，十分性認定が望まれていたことが背景にあります．ただし，法の執行・監督の関係から，行政機関や独立行政法人は十分性認定の対象外となります．また，前述した通り学術研究機関も対象外となります（2021年の法改正で学術機関も十分性認定を得られるように制度変更をしましたが，最終的にはEUによる十分性認定の判断を待つ必要があります）．なお，個人情報保護委員会による一元的な管理は，EUのGDPR十分性認定への対応をはじめ，国際的な制度との調和を図る観点からきわめて重要な取り組みでした．

　このように個人情報にはさまざまに保護目的の規制がかけられているわけですが，単なる購買履歴であっても，データの組み合わせ次第では個人情報や，さらに要配慮情報に相当する場合があり，注意が必要です．たとえば，ある人ががん治療に関する本を買ったとしましょう．そ

の同じ時期にカツラを購入したとしたらどうでしょうか．この購買履歴から，高い確率でこの方が抗がん剤治療を受けていると推測されます．このように，医療とはおよそ関係のない購買履歴が蓄積された結果，要配慮個人情報に相当してしまうケースがあるということにも留意しなければなりません．

　ただし，現状はプロファイリングにより病歴などを推測した場合に，これを要配慮個人情報とみなして同意を得る必要があるのかどうかは，専門家の間でも意見が分かれるところでしょう．しかしいずれにせよ，パーソナルデータを用いた分析の際には，適宜，専門家の意見を聞くなど，プライバシーや要配慮個人情報に相当し得る情報に配慮した対応が求められるのです．

個人の権利のあり方や事業者の守るべき責務を強化

　そのほか，改正法のポイントをもう少し見ていきましょう．令和2（2020）年に成立した法改正（令和5年施行）のポイントは，保護の対象を拡大したことにあります．

　たとえば，個人情報の利用停止・消去等について，個人の権利または正当な権利が害されるおそれがある場合に，個人の請求の要件が緩和されました．現行法では，事業者が法令に違反した場合に開示請求が認められていましたが，2020年の改正法では，たとえ事業者に落ち度がなかったとしても開示請求ができるようになりました．また，保有個人データ（データベース化された個人

データ）の開示方法について，これまでは原則として書面の交付による方法が取られてきましたが，電磁的記録の提供についても，本人が指示できるようになりました．これにより，たとえば医療機関では，患者さんから電子データによる診療記録の開示を求められる可能性があり，そのための環境整備をしておくことが必要になります．

　また，事業者にとって大きな改正は，6カ月以内に消去する短期保存データについても，保有個人データに含まれることになり，開示，利用停止の対象となったことです．現行法では，短期で消去されるデータについては保有個人データから除外されていましたが，今回の法改正により，短期間に取得・利用する個人データであっても開示請求に対応する必要が生じることから，ITシステムの更新など，早急に対応を進める必要があります．

　さらに，漏えいなどが発生し，個人の権利利益を害するおそれがある場合には，個人情報保護委員会への報告と本人への通知が義務化されたことも，重要なポイントです．この法改正により，委員会への虚偽の報告や，データベースなどを不正に提供するといった違反があった場合の法定刑が引き上げられ，不正提供をした法人には1億円以下の罰金が科せられることになったことも特筆すべきでしょう．

「個人関連情報」と「仮名加工情報」の新設

　もう一つ，2019年に起きたリクナビ就活事件をきっかけに，「個人関連情報」が新設されました．リクナビ

就活事件とは，就職情報サイト「リクナビ」に登録した就活生の行動履歴に基づき，AIで「内定辞退率」を予測（プロファイリング）し，38社の企業に販売していたというものです．受け取った企業側は，学生が内定を辞退する確率が高いか低いかを把握したうえで，選考に当たっていた可能性があり，大きな社会問題となりました．

　この事件を受けて，2020年に成立した法改正（2022年施行）では提供元において個人データになり得ない情報であっても，それを提供先に渡したときに提供先が持つ個人データとの突合が想定されるような情報について，新たに個人関連情報として定義されることになりました（現在，個人関連情報に関するガイドラインが作成されているところですが，Web閲覧のクッキーはもちろん，IPアドレスも個人関連情報になることが想定されます）．そして，提供先が個人関連情報の提供を受けた後に，他の情報と照合して本人が識別される個人データとして取得することがわかっているとき，あるいはそう想定されるときは，本人から同意を得る必要がある，と定められました．

　リクナビ就活事件と同様のことは，医療データの分析などでも起き得るため注意が必要です．たとえば個人情報とは言えない診療記録データに患者一人ひとりの異なる番号が含まれており，そのデータの提供先がその番号と個人情報を組み合わせることができるのであれば，そのデータ提供はリクナビ就活事件同様に個人情報の第三

者提供になり得てしまいます．また，識別子だけでなく，何らかの履歴情報も，提供先がその履歴情報を所有している場合，その履歴情報は識別子同様に，ある個人に関する複数のパーソナルデータと紐づけて利用できることに留意すべきです．

　一方，2020 年の改正法では，イノベーションを促進する観点から，氏名などを削除した「仮名加工情報」が創設されました．これは，「他の情報と照合しない限り特定の個人を識別することができないように個人情報を加工して得られる個人に関する情報」と定義されています．もっともこれは，あくまでも組織内部でデータを分析することを条件にしていて，第三者提供はできません．ただし，仮名加工情報については漏洩などの報告の対象外となっているほか，開示や利用停止請求の求めに応じる義務も緩和されています．たとえば，医療データで言えば，病院を退院した人のデータについても仮名加工情報として保持することができる，ということになります（仮名加工情報については今後，個人情報に整理されるものとそれ以外のものに分かれることが予想され，個人情報保護委員会が，提示するガイドラインなどを読むようにしてください）．

　なお，2017 年に施行した法改正の際に，「匿名加工情報」が新設されています．こちらは，特定の個人を識別することができる記述や個人識別符号などを削除することで，誰に関する情報なのかわからないように加工した情報を，個人本人の同意なしで第三者提供ができる制度

のことです．一方，仮名加工情報は，利用目的の特定や本人の同意を得ることなく，自由に利活用することができる制度ですが，同意なしの第三者提供はできません．したがって，新設された仮名加工情報とは区別されます．

医療データの利用に重きを置いた「医療ビッグデータ法」

　ここまで，個人情報保護法について医療データに関する概要と，改正法のポイントについて見てきました．

　一方，医療データの利活用については，個人情報保護法に対する特例を設けた「次世代医療基盤法」（医療分野の研究開発に資するための匿名加工医療情報に関する法律）の存在を忘れてはなりません．これは「医療ビッグデータ法」などとも呼ばれていて，患者とその家族などの個人情報・プライバシーを保護しつつ活用することを目的に，匿名加工医療情報と呼ばれる，ある加工を行った医療データの第三者提供を前提として設置された法律です．医療データを活用することで，人々の健康やクオリティ・オブ・ライフの改善，より質の高い医療，個々人に最適な医療，医学の発展，新しい医療サービスやヘルスケアサービスの実現など，さまざまな可能性を拓くことが期待されています．

　さて，匿名加工というのは聞き慣れない用語かもしれませんが，2017 年に施行した改正個人情報保護法で新設された先述の「匿名加工情報」が初出です．この匿名加工情報は，同改正の作業を行った内閣官房パーソナルデータ検討会に設置された技術検討ワーキンググループ

（主査：佐藤一郎）において，2013年から2014年にかけて検討した法第23条1項適用除外情報または個人特定性低減データとして議論され，データ類型，つまり個人情報をある程度，加工したデータは同意なしで第三者提供できるようにする代わりに，提供元や提供先でその加工したデータから個人の特定などを禁止するというものです．

　次世代医療基盤法では，個人情報保護法の匿名加工情報の考え方を参考に導入したとも言えますが，一方で匿名加工医療情報にはオプトアウト制限があります．個人に関するデータの利用では，その利用の同意を事前にとるオプトインと，事後に同意を取るけれど，個人が利用を拒否した場合はその利用を停止するオプトアウトの二つの考え方があります．次世代医療基盤法では，実際の業務に照らし合わせてみると，第三者提供のすべてのケースで同意を得るのは難しいことから，オプトアウトが許容されるなどの制約が課せられています．つまり，個人が拒否した場合は情報を第三者提供ができないなど，個人情報保護法と次世代医療基盤法では根源的な相違があり，似て非なる制度と考えるべきでしょう．また，次世代医療基盤法は内閣官房健康・医療戦略推進本部が中心になって制定した法律であり，個人情報保護法やその関連法とは位置づけが大きく違うことにも注意すべきです．

医療ビッグデータ法の運用はこれから

　このように，患者さんの個人情報やプライバシーを保護しつつ，利活用を促す目的でつくられた医療ビッグデータ法ですが，その運用は始まったばかりで，まだ十分に機能しているとは言えません．

　個人情報保護法の匿名加工情報では加工基準を定めていますが，匿名加工医療情報については，個人情報保護法の匿名加工情報の加工基準を参照するだけで，前述のオプトアウトを考慮した加工を想定しているとは言い難い状況です．さらに，現状は医療データに即した加工基準が未整備です．そのため，個別に対応する必要があります．たとえば，一般の画像データであれば，個人を識別する情報として人の顔はモザイク処理を入れるなどの基準をつくることができるかもしれませんが，医療画像の場合，一律に基準をつくるのは難しいでしょう．胃カメラのように内臓の部分のデータであれば，そもそも個人を識別することは難しいことから，その加工基準は比較的容易に定めることができるように思われますが，骨格や姿形がわかるような画像では個人が特定される可能性を否定できません．つまり，レントゲンやCTの写真に関しては，どのような特徴が特定の個人の識別につながるのかが必ずしも明確ではないのです．しかしだからといって，加工しすぎてしまえば，データ解析の精度を下げてしまいます．今後の運用に向けて，どのような基準であれば精度を保ちつつ，プライバシーが守られるのか，匿名加工医療情報の基準を明確にしていく必要があ

りそうです.

　もう一つの問題点は，医療機関や健康保険組合などから医療情報を集めて匿名加工をする事業者や，匿名加工医療情報を外部に提供する事業者は，大臣認定を受ける必要があり，現状はまだ，大臣認定を受けている事業者がわずかしかいない点が挙げられます．本稿を執筆時点では，匿名加工医療情報作成事業者として大臣認定を受けているのは，ライフデータイニシアティブ（LDI）と日本医師会医療情報管理機構（J-MIMO）の２事業者，医療情報等取扱受託事業者としては，NTT データと ICI，日鉄ソリューションズの３事業者となっています.

　なお，匿名加工医療情報を取得する側や，医療情報を提供する側，患者などは大臣認定を要しません．つまり，医療情報を持つ組織からはデータを集めやすくする一方で，それを匿名加工し，第三者に提供する側にはデータの十分な保護を求める，ということです．そのため，これらの事業者については，そのための適切な能力を持ち合わせているのかどうか，国によって入念にチェックを行うしくみとなっています.

　今後，医療ビッグデータの利活用を円滑に進めていくためには，医療データ，とくに医療画像データにあった加工基準を整備することに加えて，認定に必要な要件を満たす事業者が増え，認定事業者の間で匿名加工のための経験と知見が蓄えられ，そのノウハウを共有していく必要があります．そうした意味では，今後，次世代医療基盤法自体の見直しも必要となるでしょう.

医療 AI の間違いの責任は誰が取るの？

　匿名加工情報や匿名加工医療情報で用いられる匿名化と呼ばれるデータ加工は特殊に見えるかもしれませんが，データ解析とは背中合わせです．個人情報やプライバシーの保護の観点から見れば，データから特質を見出すのが解析ですが，その見出された特質のなかには，これまで見えていなかった個人情報やプライバシーに関わる情報も含まれます．このため，データ解析を熟知しないと匿名化はできないことになります．つまり匿名化は画像の認識のための AI 研究者を含めて，個人情報を守る側と攻める（識別する）側の両方の技術開発を進める必要がありますし，同時に攻める技術の進化を考慮しながら保護するための技術を高めていく必要があります．

　また，医療 AI が進展していくなかで想定される法的な問題点は，個人情報保護法だけで解決できるとは言えません．一番の問題は，医療 AI が間違った診断をしたときにどうするのか，という点です．人間の医師にも誤診がないとは言えないように，それが起こり得ることを前提に，間違えるリスクを低減しながら，その間違いをいかに見つけて対処するのか，医療 AI を導入するに当たり，事前に考えておかなければならないでしょう．

　一つの対策として，AI の判断を評価するしくみの導入が挙げられます．たとえば，個々の事例ごとに診断の正答率を見ながら，AI の評価判断を下すという方法があります．あるいは，AI の手法ごとに評価し，その確率があるレベル以上なら認可するといった具合に，許認

可制度を設ける方法も考えられます.

　もっとも現状は，医療 AI はあくまでも専門家責任を負う医師の補佐的な手段として活用されることが想定されていて，最終的な責任は医師など AI を活用する側にあると考えられることから，AI 判断の精度上の問題は患者側から窺い知れないかもしれません．しかしながら，AI の判断精度は 100% 正しいとは言えません．AI が自律的な判断を行うようになれば，今後は専門家に責任を問えないような場面が出てくる可能性があります．また，他の AI の応用と同様に医療 AI でも学習するデータセットの質や量によって結果が大きく変わってきます．つまり，間違ったデータで学習すれば間違った結果を返すことになるのです．このとき，AI を医療判断に利用する医師にその AI の学習データの正確性を求めるのは酷でしょう．かといって，AI をつくったメーカーや販売会社に製造者責任を押し付けることになれば，提供側は恐ろしくて AI 事業などできなくなってしまいます．もちろん，データの追加・更新やメンテナンス，学習データの適切性を監視するしくみは不可欠ですが，AI の利用が広がって一般に広く受けいれられるには，信頼や保証が不可欠です．

　そこで現在，法律家の間から出ている一つの方策が，AI 自体にある種の法人格を与えるというやり方です．従来の責任主体は人だけでしたが，現行の社会制度では，会社などの法人を法的に責任主体と位置づけることで，組織としての社会活動に伴う責任を取るしくみがつくら

れています．同様に AI に対してもある種の法人格を与
えることで責任主体にしようという提案です．もし AI
に法人格があれば，AI がミスを犯したときに，その AI
自身に責任を取らせるわけです．その責任の取り方とし
ては，AI に損害賠償保険をかけ，その保険金で賠償す
るという方法があります．そう考えると，必ずしもエキ
セントリックな提案と一蹴するものではありません．も
ちろん，これはいまのところ机上論の域を超える議論で
はありませんが，さまざまな事態を想定して法制度を整
えていかなければ，この先，医療 AI を信頼して使って
いくことは難しいでしょう．

信頼される医療 AI となるためには説明が不可欠

　医師は，診察などにより患者の状況を把握して，必要
な治療を行うだけでなく，患者に状況を説明して，どの
ような治療を行うべきか，さらにそのリスクを説明する
必要があります．医療 AI についても判断した理由をき
ちんと説明できなければ，信頼される医療 AI とはなり
得ないでしょう．現状の機械学習系の AI，とくに深層
学習では，中身がブラックボックスになっていて，なぜ
そのような判断をしたのかという肝心の部分が不明確で
あることは，2 章で述べた通りです．現状は，深層学習
の理論モデルすら確立できていない状況にあり，どうし
てその判断をしたのかを説明できません．しかしだから
といって，情報学の専門家はその責任を放棄してはなら
ないと思います．

深層学習の前進となる，ニューラルネットワークが流行し始めた頃，統計学の研究者の間では「隠れマルコフモデル」の研究が進められていて，のちにニューラルネットワークと隠れマルコフモデルが理論的には同じものであることが判明したことから研究が大きく進展しました．深層学習は非常に複雑なため，いまだに数理的モデル化はできていませんが，深層学習の中身を説明するための研究も進んでいて，隠れマルコフモデルの例のように，いずれはなぜその答えを出したのか，深層学習に理由を聞けるようになるかもしれません．あるいは，深層学習以外の，説明可能な医療 AI が登場する可能性もあるでしょう．ただし，医療 AI の判断理由が明らかになっても，その AI の判断が学習データに依存しているのであれば，学習データの正確性はもちろんのこと，なぜその学習データを利用しているのかが問われることになります．そのための対策も考えていななければならないのです．

　いずれにせよ，以前にも増して医師による説明が強く求められる社会にあって，医療 AI もその責任から逃れることはできそうにありません．それは，現状では専門家責任を問われることのない情報学の研究者においても同様であり，医療 AI の研究に携わる以上は，その責任を認識しながら研究を進めていく必要があるのです．

保護と利活用の両立をめざした研究を

　ここまで，医療ビッグデータにかかわる法的な問題を，

主に個人情報保護法から見てきました.

　医療データに限らず,多くの人は,個人に関わるデータの利活用の有用性と,個人情報やプライバシー保護はトレードオフやバランス,つまり相反関係にあると断定しがちです.残念なことに,実際,情報系や医療に関わる研究者のなかにも,保護と利活用は相反するものと決めつけ,さらには利活用のためならば保護が多少犠牲になっても仕方ないという,短絡的な主張をされる方がいます.しかし,現実には個人情報の利活用を優先して,保護を犠牲にしていたら,誰も個人情報を提供しなくなり,結果として医療データを使う研究は大きく後退してしまいます.医療データは,患者を含む個人が,自らの健康や病気の状況を医学研究に役立ててもらうために積極的に提供してくださったものです.提供先となる研究機関などがそうした方々の善意や期待を裏切ることがあってはなりません.

　もちろん時として,保護と利活用が対立することもあるかもしれませんが,研究者は両者のバランスを取るというよりも,その対立を解消する,つまり保護と利活用の両者をともに高める方法を考えるべきでしょう.情報学の研究者が医療分野から期待されることは多々ありますが,今後,医療データの利活用とプライバシー保護を両立させる,つまり利活用と保護の両方を高める方法の確立が大きく求められるようになるに違いありません.

　めざすのは,個人情報を適切に保護することにより,個人が安心して事業者や研究機関に個人情報を提供でき

るようになり，その結果，利活用できる個人情報の質と量が高まり，利活用が進む姿です．

　医療 AI が扱う対象とその判断は，時には人の生命に関わるきわめて重い問題です．一方，これまで見てきたように，深層学習を含む高度な AI はその動作原理が完全に解明されているわけではなく，またその判断は学習データに依存します．つまり，医療 AI は完全なものではなく，その医療 AI が問題を引き起こす可能性はゼロではありません．もちろん，そうした技術的な問題を，技術で解決できる部分も数多くあります．今後，説明可能 AI などの判断根拠が検証できる AI の開発や，AI そのもののアルゴリズムや学習データから判断精度を定量化するといった技術の確立などに期待しています．

　一方，残念ながら技術で解決できない問題も多くあり，それらについては他の手段に頼るしかありません．その有力な手段になり得るのが法制度です．研究者のなかには法制度を敵のように扱う方もいますが，むしろ技術が解決できない問題を助けてくれる心強い味方と言えます．実際，個人情報やプライバシーに関しては，個人情報保護法が技術では解決できない部分を法的制限によって解決に導いています．今後は技術と法制度を区別せず，研究の初期段階から一体で考えるべきではないでしょうか．

　もちろん，その法制度も完璧ではありません．特に情報学周辺では技術の進歩に法制度が追いつかない場合もあります．これは，法制度では立法事実，つまり現行法制度では解決できない問題が起きたときに法制度の変更

を行うという，法の宿命に起因します．先回りで法制度を変えようとすると，将来，起こるかもしれない問題を想像で仕立て上げることになり，しばしば不要な法規制をつくることになってしまうからです．現行法で解決できない問題がある場合，法の抜け道を探すくらいなら，まずは現実の問題を明らかにして，その問題を解決するために法制度を柔軟に変えるように働きかけるほうが建設的です．

　法制度だけでなく，倫理についても後付けで対応を考えるのではなく，研究の初期の段階から倫理の専門家を交えて検討していく必要があります．そのためには，倫理学の研究者はもとより，情報学，法学，医療，社会学など，さまざまな専門家が，分野を超えて議論を深めていくことが不可欠です．NII の RCMB においても，さまざまな専門家を交え議論を深めながら，プロジェクトを進めているところです．また，実際に，医療 AI を開発する取り組みを通じて，個人情報保護法の改正などにも貢献してきました．今後の医療 AI の発展の礎となれるよう，活動を続けてまいります．

第5章

未来の医療に向けて

特別対談　永井良三×喜連川 優

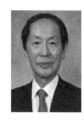

永井良三　自治医科大学学長

　1974年東京大学医学部卒業，医学博士．専門は循環器病学．2003年東京大学医学部附属病院院長，2012年自治医科大学学長に就任．同年，東京大学名誉教授．日本内科学会理事長，日本心臓病学会理事長，日本循環器学会理事長などを歴任．現在，科学技術振興機構上席フェロー．宮内庁皇室医務主管．2020年4月，日本医師会 COVID-19 有識者会議座長に就任．同年8月から内閣官房新型コロナウイルス感染症対策推進室 AI アドバイザリボード委員も務める．

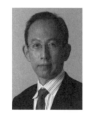

喜連川 優　国立情報学研究所所長

　1983年東京大学工学系研究科情報工学専攻博士課程修了，工学博士．専門はデータ工学．2003年東京大学生産技術研究所戦略情報融合国際研究センターセンター長，2010年東京大学地球観測データ統融合連携研究機構長などを歴任．2013年より国立情報学研究所所長．2021年東京大学特別教授に就任．東大総長特別参与（DX 推進戦略），情報処理学会会長，日本学術会議情報学委員会委員長などを歴任．

データ連携と基盤整備が医療改革を促す

　——最終章では，これからの医療ビッグデータの利活用と未来の医療について展望します．まさにいま，コロナ禍を終息させるために，医療 AI の活用に大きな期待が寄せられていますが，現状は端緒についたばかりで解決しなければならない問題が山積しています．そこで，自治医科大学の永井良三学長と国立情報学研究所の喜連川優所長に，医学および情報学の観点から，医療ビッグデータとそれを活用した医療 AI の課題，あるべき姿などについて議論していただきたいと思います．

　最初に，永井先生に医療データに関して日本が抱えるさまざまな問題点についてお話しいただきます．

永井　医療分野におけるデータの重要性はいまや，十分に認識されています．ところが現状では，日本の医療データの活用はきわめて難しい状況にあります．残念ながら病院とクリニック（診療所，医院），病院と病院間のカルテの連携はほとんどできていませんし，レセプト（診療報酬明細書）も月ごと，診療機関ごとの集計になっています．たとえば日々の新型コロナウイルス感染症の患者数をレセプトから自動で算出するといったことはできません．長い歴史のなかで，クリニック，病院，歯科，調剤薬局などがそれぞれ別々に運営されてきたため，ほとんどつながっていない状況です．

　連携を阻む一つの要因は，さまざまなデータが混在

することにあります．電子カルテも標準化が遅れており，同じ会社のシステムも病院ごとにつくり替えられています．またデジタル化されていない検査レポートも多数あります．一つの病院内でのデータ統合すら追いつかない状況にあって，病診・病病連携をしようとすれば，多くの部分を手作業に頼らざるを得ません．病院にはこれを整備する資金がありません．

　そうした日本の医療基盤の脆弱さは，今回のコロナ禍で如実に現れました．コロナ患者を地域のなかで連携して診るためにはデータの連携が不可欠ですし，そのためには情報基盤から整備し直さなければなりません．2021年度からスタートする第6期科学技術・イノベーション基本計画でもその重要性が指摘されており，今後は医療インフラの整備が進められていくことに期待しています．

　近年，指摘されている「未病」というのは，医療者ではない市民からの視点です．医療者から見ればハイリスク状態のことです．医療機関で「予防」のための検査を行えばわかるのですが，受診していないと健康状態はわかりません．突然病気になったようで，患者さんはびっくりされるわけです．日常の状態を把握して医療者と市民が一緒になって地域でケアすれば予防効果が上がるはずです．健診でリスクがあると言われたら早めに受診することが基本ですが，受診できなければ，日常生活のなかで患者さんの健康データの収集，連携，解析をすることが大切です．医療者の把握して

いる予防のためのデータと，市民の日常生活のデータにより，重大な事態を招く前のハイリスクな状態の患者さんをリアルタイムに捉えて対処できれば，医療やヘルスケアのあり方も大きく変わります．

医療改革に求められる「データによる医療システムの制御」

永井　病気になるのは人間だけではありません．医療システムそのものが疲弊して病気になります．医療システムがしっかりしていなければ，個々の患者さんに医療を提供できません．このため医療という社会システムをどのように制御するかがたいへん重要です．ただ医療システムは，日本と欧米は違いますし，欧米でも米国と欧州はまったく異なります．米国の医療システムは市場原理，すなわち需要と供給の原理で動いています．お金次第なので，ニーズがないところには病院も人もほとんど配置されません．保険会社が医療の内容や，専門医養成のための資金を掌握しています．実際に，米国では地方と都会の医療は日本よりもはるかに大きな格差があります．もし日本が市場原理の医療となれば，僻地医療はすぐに崩壊します．所得の違いで受けられる医療も大きく変わるでしょう．国民皆保険制度によって，経済状況にかかわらず誰もが同じ医療を受けられるのは，これまで日本が医療における市場原理を否定してきたからなのです．

　欧州の医療はほぼ国家管理です．病院はすべて公立

です．しかし日本は，米国型でもなく欧州型でもない
独自のシステムをとってきました．日本の医療機関の
多くが民間組織で，公的病院は全体の 15% ほどです．
しかし医療費は健康保険制度を通じて国が管理してい
ます．つまり，市場原理と国家管理を否定するなかで，
医療費は国が制御し，医療提供は民間が担うというシ
ステムをつくってきました．これにより全国あまねく
医療が行き渡っています．世界的にも独自のシステム
と言ってよいでしょう．

　この医療システムは，経済が成長しているときは，
うまく機能します．ところが，現在のように低経済成
長下で人口が減っているなかでは，医療機関の整理が
必要になりますが，そのコントロールが非常に難しい．
市場原理でもなく，国家管理でもない社会システムは，
当事者の話し合いで解決するしかないのです．また医
療機関の統廃合は，住民の生活にも大きな影響を受け
ます．

　すでに急速に総人口が減り続けており，人口減少率
（前年比）が 1% 以上となっている地域もあります．
地域社会が縮小するなかで，医療資源をどのように配
置すればよいのでしょうか．市場原理も国家管理も否
定するのであれば，結局，データで制御するしかあり
ません．データから全体を把握して，医師や看護師，
医師会，行政，そして住民など，すべてのステークホ
ルダーが議論をしながら，方向性を決めていくほかな
いと思います．皆，立場が違うわけですから，それぞ

れが納得して合意形成をするためには，状況を俯瞰的に見るためのデータがどうしても欠かせません．

　このことは，私が参加していた社会保障改革国民会議（2012〜2013年）で議論され，報告書に「データによる日本の医療システムの制御」という言葉で示されました．以来，政府は医療データに基づいてさまざまな政策を打っています．まだデータは十分ではありませんが，その潮流は今後ますます強まるはずです．

　実際，最近は全国の医療状況を俯瞰できるデータが示されるようになりました．それまでは，地域ごとの医療はほとんどわかりませんでした．これから日本は急激な人口減少という撤退戦を強いられるわけで，今後さらにデータに基づく議論が重要になります．

すべての分野で進むデータ駆動科学へのシフト

喜連川　サイエンスにおいてデータが中心的役割を果たすというメッセージは，2009年に刊行された『The Fourth paradigm : Data -Intensive Scientific Discovery（第4パラダイム：データ集約型の科学的発見）』という本のなかで述べられたのが最初でしょう．第4パラダイムとは，スパコンを活用するいわゆる計算科学からデータ駆動科学へのシフトのことです．最近，あちこちでデータサイエンスという言葉を耳にするようになりましたが，その起源を遡れば10年以上も前のこととなるわけです．その提唱者であるJim

Gray 博士は日本に 2 度ほど来られ，東京大学でご講演もしていただきました．また，2005 年の 2 度目の来日の折には，NII にもおいでいただき，当時，所長を務めていらした故坂内正夫所長にご紹介した次第です．Jim Gray 博士はもちろん当時からデータの重要性を訴えておられ，私も多くを学ばせていただきました．

いまや医療のみならず，すべての学問においてデータが中心になりつつあります．私は日本学術会議で情報分野を取りまとめる情報学委員会委員長を務めていましたが，当時のマスタープランにおいても，多くの学術分野からデータ基盤の強化に関する提案がありました．

医療分野では，創薬などにデータ駆動で新しい方法論を展開することはもちろんのこと，先生にご指摘いただきました医療システムをデータ駆動にすることはとても重要なことだと感じます．現在，医療のみならず，教育にもデータ駆動を適用することが内閣官房において熱く議論されています．

その背景にあるのは，社会の複雑化です．スパコンで計算できるのは支配方程式が明らかになっている場合です．系が複雑になりますと，モデルとなる方程式を導出することは著しく困難となり，データから攻めるという方法を取らざるを得ないのです．そうしたことから，スパコンの科学の次としてこのデータ駆動科学が提唱されるに至ったわけです．しかし，これまで

はきっちりとデータを集めて分析し，それをエビデンスにするという習慣がない分野が多々ありました．今後は，IT の基盤技術の成長を背景に，第4のパラダイムに向けて社会が大きく変容してゆくことになるでしょう．

　その後 2012 年に，米国はオバマ政権においてビッグデータイニシアティブを打ち上げました．実は同年，いわゆるディープラーニングが画像認識のコンペで圧倒的なパワーを見せつけたのです．ビッグデータと AI の時代が始まり，データ駆動が機械学習によって加速されることになるわけです．ちなみに，日本は小生らが「情報爆発」というプロジェクトを大きな特定領域研究として文科省で始めたのが 2005 年です．発想はビッグデータとほぼ同じです．必ずしも日本がいつも遅れているわけではありません．

エビデンス・ベースド・メディスンとビッグ・ファーマの戦略
　——医療においてビッグデータが重視されるようになったのは，どのような背景があったのでしょうか．

永井　大規模臨床試験が脚光を浴びるようになったのは，1980 年代頃からです．当時は，ビッグデータというほどではありませんでしたが，理論ではよいと思われた治療が，臨床試験を行うと，ときに生存率を悪化させることがわかってきました．この動きがエビデンス・ベースド・メディスン（根拠のあるデータに基づ

いた治療）につながりました．それまでは，「もう歳だから」と言って諦めていた高齢者の病気についても，数千人規模で数年かけて調査することによって，治療の有効性が統計的にわかるようになり，わずかであっても治療の評価が示せるようになったのです．

　たとえば，コレステロール値の高い高齢者 1,000 人のうち，心臓発作を起こす方が年間 20 人程度だったとして，コレステロール値を下げる薬により 15 人程度にできるとしたらどうでしょう．低い頻度でありわずかな差のように思えますが，1,000 万人規模で 10 年間治療を行うと，500 万人の患者が救われるという計算になります．実際，米国では心臓発作が減ってきました．またコレステロール低下薬はブロックバスター（画期的な薬効をもつ新薬）となり，世界中で使われるようになりました．これは情報が大きな付加価値を生むことを示しています．このことに欧米の製薬業界はいち早く注目し，臨床研究を盛んに行ってきました．単に製品を開発するだけでなく，数千人規模で何年もかかる臨床研究を実施し，わずかな差でもエビデンスとして世界の市場を席巻するというモデルです．その結果，ビッグ・ファーマと呼ばれる世界規模の巨大製薬会社が巨万の富を得ることになりました．日本から何兆円ものお金がビッグ・ファーマに流れました．

　当時の日本には，データを集める基盤も財源もなく，数千人，数万人の調査を実施するための体制はありませんでした．臨床研究は倫理と表裏一体ですし，体制

のないままで行った臨床研究に不正も見つかりました。
そうしたなかでビッグ・ファーマは莫大な資本を蓄積
し，それが現在のコロナ禍でのワクチン開発や創薬に
つながりました。まさにバリュー・チェーンの話であ
り，デジタル革命と連動していました。日本は臨床研
究体制の整備にも医療の情報化にも完全に乗り遅れま
した。スケールの大きいビジネスモデルを描いて実践
してきた欧米に，日本が追随するのは，これからも簡
単ではありません。

　　──では，医療ビッグデータや医療AIについても，
日本は後追いになるのでしょうか。

永井　残念ながらその通りでしょう。日本が欧米のよう
　　な取り組みができないのは，いろいろな資料をデジタ
　　ル化して共有する，多角的に分析するという精神が乏
　　しいという根本的な問題があります。また臨床試験を
　　行う体制が弱いという事情もあります。医療は人間を
　　対象に行う研究ですから，インフォームドコンセント
　　や倫理審査が欠かせませんし，なにより，データの維
　　持・管理のためのデータマネジメントを厳密に行う必
　　要があります。そのための資金や人材，アカデミアの
　　システム，企業の開発体制など，どれをとっても日本
　　の現状は後手に回っており，一朝一夕には追いつきま
　　せん。日本では臨床研究を推進するために，臨床研究
　　法が策定されたのですが，実際は臨床研究管理法にな

ってしまい，研究は大きく落ち込んでいます．欧米にも同様の法律がありますが，現実に対応できるしくみがあります．また自分たちで標準化を進めて参入障壁を上げるなど，その戦略はたいへんしたたかです．

　したがって，ここで日本が競争していくためには，データを扱ううえでの基準を率先してつくり，データマネジメントを早急に進める必要があるでしょう．データマネジメントはデータサイエンスにおけるきわめて重要な営みであり，今後の医療ビッグデータ競争の主戦場になると思います．また臨床研究法を現実に即して運用するしくみも必要です．

喜連川　内閣府では，「研究データ基盤整備と国際展開ワーキング・グループ」という会議におきまして，多くの委員の方々とともに，2021 年 3 月に「研究データ基盤整備と国際展開ワーキング・グループ第 2 フェーズ報告書」を取りまとめました．このなかで，データマネジメントプラン（DMP）についても言及しており，とりわけアクショナブルな DMP を示唆するなど，データ管理の具体的な内容について示しています．今後，あらゆる研究分野でデータの管理が定着していくことになろうかと思います．

　平成 26 年からの第 23 期日本学術会議では情報学委員会委員長を務めましたが，マスタープランでは多くの学問分野でデータ基盤の構築が提案され始めておりました．永井先生のご指摘のように，システムの構築もさることながら，データ共有の精神が定着するのに

は時間が長くかかりますので，簡単ではありません．

統計論争の歴史から学ぶこと
　　──日本のビッグデータへの取り組みが後手に回ったのは，どういった理由からでしょうか．

永井　そもそも，こうしたデータを活用した推測統計学に関して，日本人は歴史的に見て，あまり強いとは言えません．

　2016 年に，『実験医学』（洋土社）の別冊として，私が責任編集者を務めた「ビッグデータ─変革する生命科学・医療」というタイトルの書籍を上梓しました．喜連川先生にもご寄稿いただいたのですが，このとき私が巻頭に記したのが「統計思想の歴史」についてです．そのなかで，西欧の医学と統計学の歴史とともに，日本の統計論争についても触れました．その端的な例として森鷗外も関わった脚気論争を取り上げています．

　脚気は明治期まで日本の国民病とも言える病いで，それまでは伝染病だと考えられていました．それを明治初期に海軍医務局長だった高木兼寛が，水兵たちが食べていた食事に原因があると考えたことで治療法へとつながりました．きっかけは，明治 16（1883）年に，海軍練習艦「龍驤」の南米周航で 169 名が脚気になり，うち 25 名が亡くなったことでした．翌年，「筑波」が同じ航路をたどった際に，高木が米食をパン食に変えたところ，患者は 16 名，死者は 0 名と，脚気

による患者を大きく減らすことができたのです．このとき高木はタンパク不足を疑っていたので，そのこと自体は間違っていたのですが，食事に原因あるという考えは正しかったわけです．

　ところがこの高木の説を，当時，陸軍医として兵食を担当していた森鷗外は真っ向から否定したのです．鷗外の主張は，統計は厳密な科学ではないので，統計で原因を語るべきではない，という考えに基づくものでした．その結果，日露戦争における海軍の脚気患者は数十名だったのに対して，陸軍では患者数が 21 万人，死亡者が 2 万 7,000 万人を超えるという結果を招きました．鷗外の失敗は，統計の限界をよく知っていたがゆえに，統計から生まれる説明仮説（アブダクション）までも否定してしまったことにあります．「厳密な科学」にこだわりすぎたわけです．

　もっとも陸軍でも麦食を試したことがあったようですが，陸軍の兵士のほうが水兵よりも運動消費量が大きいために，麦食に変えたくらいではビタミン B1 は不足していたという事情もあったようです．

喜連川　脚気にはビタミン B1 が効くと聞きますが，米よりパンの方が多く含まれているのですか？

永井　米も糠の部分には含まれているのですが，精米してしまうと減ってしまうのです．そういう意味では蕎麦もよいのです．東京に蕎麦屋が多いのは，江戸で脚気が流行ったからだと言われています．いまでも，日本人はビタミン B1 が不足がちで，運動をする方はし

っかり栄養に気をつける必要があります．飲酒によってもビタミンB1の吸収が下がります．脚気になると突然心不全になり，急死することがありますので，いまでも要注意の病気です．

　いずれにせよ，歴史的な統計論争では，過去のデータから法則性を明らかにする立場と，不確実な状況で統計や確率を利用する立場の間で，多くの争いが繰り返されてきました．統計解析というのは可能性の提示であって，決定論的な判断を下す手段ではありません．ビッグデータ解析やAIにおいても，この課題は同様にあって，研究者だけでなく，行政官や政治家は，ビッグデータ解析や統計の限界を踏まえ，適切な利用法を学ぶことが大切です．いろいろな学説を検証するためにも常にデータベースを整備しておく必要があると思います．

喜連川　まさに，今日では "Data Fuel AI" と言われており，データがないとAIは動きません．つまりデータはAIの燃料ととらえられていて，そのためのデータ基盤をしっかり用意することが最も重要であることがかなり広く認識され始めていると感じます．最近は，データのキュレーション（curation, 収集・選別・編集）やプロビナンス（provenance, 出自・起源・履歴）などに関して，丁寧なデータの管理手法が一歩一歩研究されているところです．いずれにしましても，データの取得，維持，管理には相応のコストが発生することを理解することも大切でしょう．

日本の医療に足りない情報科学者や情報工学者

永井 また，医療ビッグデータ解析，医療 AI の開発を進めていくなかで，とくに課題となっているのが，日本のインフォマティシャン，すなわち情報科学者，情報工学者の層が薄いことです．

　医学の基礎研究や創薬などで，クライオ電子顕微鏡がたいへんに役立っていることはご存知と思います．クライオ電子顕微鏡は京都大学の藤吉好則先生と日本電子が先行して開発を手がけ，世界の研究をリードした歴史があります．ところが結局，これをより使いやすいものとして世界に広めたのは，ソフトウエアの力でした．電顕というハードウエアでは日本がリードしてきたけれども，そこから得られたデータを活用して社会に役立てる際のインフォマティクスのところで，日本は遅れを取ることになってしまいました．

　こうしたところも，日本では情報学が軽視され，情報科学者，情報工学者の育成を熱心に取り組んでこなかったことが影響しています．

喜連川 おっしゃる通り，それはたいへん大きな課題なんですね．東京大学の学生の構成比を見ても，私が入学した 1970 年代とほとんど変わっていないのが実情です．おそらく，日本のコンピュータサイエンティストの Ph.D.（博士）は，米国の何十分の 1 程度しかないかもしれません．しかも，米国では年々，その数を増やしていますから，ますます格差が広がっていま

す．まずは大学の各学部の定員数から改革していく必要があります．

そうしたなかで，データサイエンティストや AI 人材が不足しているという声があちこちから聞こえますが，そもそも情報系の学生が少ないことが問題です．とりわけ，現政権では DX（デジタルトランスフォーメーション）を強く推進する方向性が打ち出されていますが，それを担う人材も大きく不足しております．また，小・中・高校では，「GIGA スクール構想」という施策により端末が配布されることになりましたが，学校の IT 環境を整備し，IT による教育を実践するのに必要な情報系の人材も同様に不足しています．医療だけの課題ではないことも注意しておく必要があり，あちこちで IT 人材の取り合いになってしまうのではないかと懸念されます．

永井 そうした姿勢が，データの見せ方や分析の仕方にも影響しているように感じます．たとえば国立大学の運営費交付金についての議論のなかで，国立大学の経常収益は世界に比べて低いけれども伸びている，というグラフが示されました．しかし，それは必ずしも正確ではない．というのも国立大学の収益全体の半分は附属病院の収入で，法人化以来 70％以上も伸びています．その病院の収入を除いてみると，国立大学の運営費交付金自体は明らかに減っています．まずは現実を正しくデータで示したうえで，運営費交付金の配分の議論をすべきだと思います．

喜連川　私もつねづね，議論の際にきれいなグラフを載せただけの資料を示すより，議論の下敷きになった元データを見せてほしい，ということを申し上げています．議論に参加する人が元データを使って分析できるようなプラットフォームがあれば，それぞれがデータをいじって分析し，多角的に状況を把握できるようになるでしょう．

　日本が目標として掲げる Society5.0 においてもデータ駆動が柱になっています．先述のように，医療をはじめ，経営や社会制度などの議論においてデータで見ていくという流れが加速していくなかで，情報プラットフォームの整備を急ぐ必要があります．そうしたなか，NII では研究データを管理・共有していくための基盤である NII Research Data Cloud を構築していて，2021 年から本格運用を始めたところです．このデータ基盤に研究成果を入れておき，研究者がお互いにデータを共有することが自在にできる環境づくりをめざしています．さらには，これを世界の研究データ基盤と連結させることも構想しています．

コロナ禍を経てデータ共有のマインドが醸成されるか

永井　データ共有が遅れている問題は，コロナ禍で一気に噴出したわけですが，けっしてデータ自体がないわけではないのですね．自治体には公表できないと言って抱え込んでいるデータも多数あるようです．もちろ

ん，それらのデータはプライバシー権や個人情報保護法に則って扱われる必要はありますが，感染対策という行政事業における個人情報保護法の位置づけが整理されていません．また，データを出せない理由が，個人情報というより地域の面子の問題であったりする場合もあります．現在のような国難のときに，せっかく存在するデータが活用されないのは非常に問題ですし，最終的にそのツケを払うのは国民ですから，この点はなんとしても改革していく必要があります．

喜連川 まさにその問題を今回痛感しております．自治体にはかなり詳細な情報があると想定されますが，それらのデータを日本全体で統合した解析を可能とするデータ基盤を構築することによって，圧倒的なパワーを発揮し，より的確な対策を打てるのではないかと感じます．

永井 歴史のなかでも，似たようなことが繰り返されてきました．たとえば，太平洋戦争のとき，日本の暗号が米国に筒抜けだったことはよく知られていますが，一方，日本も米国の暗号をかなりの部分，解読していたようです．ところが，陸軍が解読した暗号を海軍には伝えていなかったのだという．結局，終戦間近の昭和20年になってようやく海軍に伝えた，という話が残っています．セクショナリズムが邪魔をして，せっかくの情報を共有しない文化は，いまだに根強いと感じます．

喜連川 そうした文化は日本でとくに目立つように感じ

ますが，他の国でも似たようなことは起こっているのかもしれません．データが今日では最も貴重なアセットであると認識されるに至っており，その共有を必ずしも強要できない事情もあります．「ランセット・ゲート（Lancet Gate）」はそのような問題を浮き彫りにしたとも言えます．ご承知のようにこれは，世界的な医学誌『ランセット』に掲載された論文をめぐる疑惑です．2020 年 5 月，『ランセット』に新型コロナウイルス感染症の治療に抗マラリア薬を使用することは安全性に懸念があるという論文が掲載されましたが，その根拠となっていた患者のデータに疑義が呈されたのをきっかけに，6 月には論文が撤回されてしまいました．新型コロナに関連する論文は，査読を経ずに多くの論文が公開されていて，緊急時ということもありこのこと自体に問題はありませんが，撤回された論文はどのようなデータをもとにしているのかを提示できなかったのです．

　オープンサイエンスを進めていくうえでも，このデータの共有こそが一番のボトルネックになっており，おそらく研究者のマインドを変えていくためには，今後，何年もかかるでしょう．データの共有が重要であることは，コロナ以前にも十分に理解できたはずですが，今回のコロナ禍によって，感染症の拡大防止にデータが大いに役立つことを皆が理解したことで，意識が変わるきっかけになることを願っております．

永井　日々示されるコロナ感染者数は，外出を控えよう

といった具合に，人々の行動変容を促している面は大いにありますね．まさにデータ駆動で世の中が変わりつつあります．現実の社会を表すデータは，複雑で不確実な現代社会を生きる上で欠かせません．データ科学者もそのことを社会にアピールする必要があります．

喜連川　ただ，残念ながら行動変容は次第に鈍化してきており，国民はもっと具体的な策を求めているのではないでしょうか．より緻密なデータ解析が必須だと思います．そのためのデータ基盤づくりこそが肝です．

日本人の「悟り」の思想がデータ駆動を邪魔する？

——今後は医療に限らず，データ駆動が加速していく社会になるわけですね．

永井　先ほど歴史的に日本人，とくにアカデミアや行政がデータを活用した推測を好まないといった話をしましたが，そうした弱点や国民性をよく理解したうえで，データ駆動社会を進める必要があると思います．第6期科学技術・イノベーション基本計画ではDXが全面に打ち出されていますが，デジタル化というのはあくまでも手段であって，なぜデジタル化が遅れたのかという検証や，DXによってどのような社会をつくろうとしているのかという議論がないままでは，うまく進められないと思います．

　ところで，英語で運命という言葉は，定めのない運命「fortune」と定められた運命「destiny」の二つが

あります．前者はギリシア神話の「気まぐれな幸運の女神」であるフォルトゥナが語源ですが，日本の伝統的思想というのは，輪廻思想に見られるように，後者の destiny のほうにウエイトがかかっているように思います．とくに近代化の受け皿になった行政と大学にその傾向が強いように思います．

　輪廻から逃れるためには悟りに達しないといけないのですが，禅宗では豁然大悟，すなわち「突然，悟る」と考えてきました．その思想は，確率や統計とは相入れない面があります．

喜連川　学術や研究でも長らく考え抜いた末に突然悟るという現象はあると思います．悟ることが大切なわけですね．

永井　そうです．ただ，それを補うために芸道が始まったようですが，やはり一人で精進する世界ですし，科学研究もその影響下にあるように思います．一方，西欧人は，ルネッサンス以来，キリスト教の影響を脱しながら，定めのない運命と格闘してきた歴史があります．フィレンツェの行政官で思想家のニッコロ・マキアヴェッリ（1469-1527）は「君主論」のなかで，我々の人生の半分が運命の女神に委ねているにしても，残る半分は我々に委ねられているはずだ，と記しています．あるいは，シェークスピアの『ハムレット』のなかに，"To be, or not to be,"という有名な台詞がありますね．あれは，「生か死か」と訳されますが，小田島雄志は，暴虐なフォルトゥナに対して優柔不断なハ

ムレットの胸中を忖度して，「このままでいいのか，いけないのか」と訳しています．

　このように西欧の人々は500年以上の長きにわたって気まぐれな運命に打ち勝つために議論してきた歴史があります．日本人も18世紀に大坂堂島の米会所で世界最初のリスクヘッジを導入していますが，近代化の受け皿になった士族は，禅や武士道の影響を受け，定めなき運命と戦うというより，個人の修行によって突然悟ることを重視してきたように思います．少なくともデータを持ち寄って成算を高めるという発想はあまりなかったのではないでしょうか．その思想，文化の違いは非常に大きいと思います．

喜連川　データを共有して思考を効率化すると，悟る確率が高くなる，ということはないんでしょうか（笑）．

永井　怠けていてはいけないのですが，何よりも「一個人としての技芸と武勇と的確な判断」や「個体的戦闘者としての意地」が重視されてきました．アカデミアも同様で，異質な人々との協働は評価されてこなかったように思います．学術領域により違いはありますが，他の研究者とデータを共有しようという発想の醸成が遅れたと思います．

データ駆動型社会を実現するために必要なこと

喜連川　しかし，これからは否が応でもすべてがデータ駆動になっていくわけで，データがなければ何もでき

ない世界になりつつあります．そして，皆がデータに対価を払い始めています．データが競争財になってきたわけですね．もちろん競争になればなるほど，皆，データを抱えて出したがらなくなるわけですが，データは公益財としての側面も非常に大きいため，それらをどう線引きしていくのか，というところが今後，一番，難しい課題になるだろうと思っています．まさに，さきほど永井先生がおっしゃったように，大事なのはデータガバナンスであり，個人のデータの権利保障を明確にし，そのうえで活用を進めるための作法を一つずつ皆で構築していかなければならないと考えています．

永井 データ駆動を進めていくためには，研究者や企業の側の姿勢も見直す必要があるでしょう．研究者や企業が，何かを開発するためとか，イノベーションを起こすためにデータを出してくださいと訴えても，一般の方たちにはなかなか響きません．研究者や企業の業績や利益は一般の人たちからは縁遠いですからね．今回のコロナ禍で言えば，人々がどう過ごせば早く終息するのか，不運に巻き込まれないためにどうしたらよいかをデータから探っていきましょうと呼びかけるべきで，そうであれば人々の意識も変わるのではないでしょうか．社会に関わる研究では，その成果が市民の生活に還元されることによって「研究の自由」が保証されることを，研究者は認識する必要があります．

喜連川 私は，コロナ発生時から政府は国民と契約をす

るのがよいのではないかと考えていました．「COCOA」に代表されるコンタンクト・トレーシング（接触歴追跡）は意義のあるアプリですが，情報量を相当削り落としています．そもそもどういうコンテキスト（場所や状況）で感染が広がるのかといった情報は得られません．したがって，政府が国民と契約をして，「期間限定」でより詳細なデータの取得の許諾を国民にお願いし，その代わりに，収束へ迅速に導き，経済の沈滞期間を短期化するといった合意を得ることが望ましいと感じました．契約はあくまでも一定期間であり，ずっと継続するものではありません．そこで取得したデータは，約束した期間が過ぎれば破棄します．とりわけ，都市部では人口が多いため，市民の行動が著しく多様化し，要因分析がとても難しいのが実情だと思うからです．今後データを扱う作法をしっかりとつくりあげていくことが大切です．すでに各国でさまざまな取り組みをしていて，日本は不競法（不正競争防止法）を改正しました．しかし，一国だけでは必ずしも大きな効果は得られませんので，他国との協調が必須です．

　なお，研究者の姿勢についてですが，データというのはただ集めてくれば使えるというものではなくて，AIに投入するデータセットを作成するために，陰で多くの方々が貢献されています．たとえば，NIIは医療ビッグデータ研究センターにおいてコロナ肺炎を識別できるAIのプラットフォームを構築して，大学と

共同で AI 開発を進めてきましたが，この際，CT 画像からコロナ肺炎特有のすりガラス様の影を見つけて，どこに異常があるのかを何百枚もの画像にアノテーションをつけていく作業が必要でした．実際に，病院で働く画像診断医の方たちにご協力いただいたわけですが，それでなくても忙しい先生方に空き時間を見つけて作業をしていただくというご無理をお願いしました．その方たちが医療 AI の開発に携わってよかったと思っていただけるようなシステムをつくるとともに，貢献した先生方の労力が報われるような持続可能なエコシステムをつくらなければ，次につながらないと思っています．

そうした研究者の貢献に応えるこれまでの一つのモデルが，特許と言えます．特許を書くのはたいへんですが，なぜ申請するのかといえば，権利として認められ，特許料が得られるからでしょう．一方，最近の高エネルギー物理の研究論文などで，著者として 1,000 人以上もの人の名を連ねているのはご存知でしょうか．これは，検出器などの装置開発に関わった人の貢献までも明示するためですが，それでたとえ成果が出たとしても，ノーベル賞をもらえる人は一度に 3 人しかないわけで，下支えをしている方々が必ずしも満足できるしくみにはなっていないように思います．要するに，より大きいシステムをつくるほうが価値が出るという時代において，そこに関わる多くの参加者が不条理を感じることなく，継続して関われるようにしくみ

をデザインしていかなければならないと考えているのです．この枠組みは特許とは違う性格のものですが，それこそが，データ駆動型社会を動かす際の，非常に大きなポイントと言えます．そういう意味では，私は，2017年の重力波観測の業績に与えられたノーベル物理学賞において，当該学理の研究者に加えて，プロジェクトコーディネータを受賞対象者としたのを見て，審査をなされた方々の決断に感服しました．

医療データベースの構築に取り組む

　——データセットに関連してお聞きしますが，永井先生は早くから入院カルテのデータベース化に取り組んでこられたそうですね．経緯を教えてください．

永井　じつは高校1年のときにLSIが開発されてたいへん刺激を受け，これからはコンピュータの時代が来るだろうと思いました．しかし，学生紛争の最中で学内が荒れていたこともあり，医学部に進みました．卒業して1981年から，自分で病歴や症例報告のデータベースづくりを始めました．

喜連川　1981年なんて，まだまだコンピュータは非力であったと思います．

永井　当時，20数万円もしたシャープのMZ-80という小型のパソコンを手に入れて，明治以来の入院カルテのデータベース化を行いました．これは退官された教授の最終講義のためでした．病棟医長時代には日々の

患者の病名と病態を自分の用語に統一して，データベースづくりを始めました．根底にあったのは「医の倫理」です．というのも，患者さんを診察する際，カルテや検査レポートがバラバラのまま統合されておらず，大きな問題でした．私自身は，研修医時代から自分が診た患者さんの病歴を整理していましたが，すべての医師がマメに記録を残しているわけではありませんし，仮に残していてもそれがきちんと整理されているわけでもありません．昔は，夜中にカルテ庫を漁って以前の記録を調べるということもありました．そういう状況は臨床医学の基本に関わる問題で，せめて自分でできることを始めようと思ったわけです．しかしどうせならと思いパソコンをいじり始めたのが最初です．

　私にとっては，これはあくまでも自分の研究の合間に手掛けるサイドプロジェクトでした．しかしそのニーズが社会的に大きくなってきたこともあり，次第に研究費がつくようになり，私自身の研究の幅が広がりました．

——その一つが，2020 年にスタートした，日本内科学会の診断支援システム「診断困難例ケースサーチ J-Case Map」ですね．

永井　はい．J-Case Map というのは，日本内科学会の地方会で報告された症例を構造化した学会員向けのデータベースで，任意の用語を入力すると，検討すべき

疾患を検索・推測できるというシステムです．ここには AI による検索アルゴリズムが使われていて，類似症例の検索や症例の組み合わせによる原因疾患などの推測も可能です．なお，この検索アルゴリズムは，「日本医師会 COVID-19 有識者会議」の新型コロナウイルス感染症例データベースでも活用されています．

喜連川 これはたいへん重要な取り組みですね．

永井 もっとも AI といっても，じつに泥臭い取り組みなのです．自治医科大学をはじめとする医師 150 人の内科医に約 2 万症例をツリー構造で図式化してもらったのですが，文脈の理解や用いる用語には個人差があり，それを統一して検索できるように私が 1 万例を編集し，用語辞典も整備しました．仕事の隙間時間と夜なべで仕事をして 4 年近くかかりました．

じつは内科学会の症例報告というのは，昭和 21 年4 月頃から脈々と続いてきました．敗戦後の混乱のさなか，先人が症例を持ち寄って勉強しようと始めたのが最初です．さらに遡ると，同様の取り組みは明治時代や大正時代にもありました．徒弟制度のなか皆で勉強してきた営みが今日まで受け継がれてきました．「あの教室の報告は勉強になるね」といった具合に，症例報告の会が教室の名前を背負った発表の場となり，医学の発展に貢献していました．これは海外にはほとんど例がなく，日本独自の貴重なデータベースです．これだけ長い歴史があるということは，本質的に重要なことなのだと思います．

しかし病気の数は何万とありますし，一例ずつ見ていくのでは限界があります．近年は大規模臨床試験によるビッグデータ解析が発展しましたが，今度は患者さん一人ひとりの顔や物語が見えなくなってしまうわけですね．ビッグデータ解析の結果というのは，単なる集団の統計の数字の羅列ですから．そこで患者さんの顔の見える症例報告，とくにその患者さんに固有の文脈をシステム化できないかと考えて実現したのがJ-Case Mapです．私にとっては「IT民藝」です．

喜連川　IT民藝ですか？　最近のITの大きな方向はプリサイス（詳細）です．つまり，グループではなく，個人ごとのデータをきっちりと収集し，個にフィットした環境の整備です．たとえば，教育の場合には，それぞれの生徒により沿った教育がめざされていますが，同様に医療において，過去の個の病いのミクロな詳細履歴の収集ができれば夢のように素晴らしいことだと感じます．個人が「悟る」日本において昭和の時代にともに学ぶ姿が生まれたことは大きな進歩だと感じます．

　そうしたわけで，私から見ると，永井先生の取り組みは民藝というより，共鳴する人がどんどん増えて，今後，大きなシステムへ発展していくように思えるのですが．

永井　そうなったら私はまた別のIT民藝を始めるでしょうね（笑）．仕事が大型化するなかで，個人の世界を維持するのに趣味も大事だと思います．そうした世

界を持たない人も，ITを活用すれば独自の民藝を始められると思います．

　それはともかく，現状のJ-CaseMapは人手に頼らざるを得ませんが，これを自動的につくるというのが次のステップです．さらには教師データなしで知識を獲得するAIをつくることが，これからの医療AIのチャレンジングなテーマになると思います．

「意味を理解する」次世代医療AIを開発するために
　——これからの医療AIは，何にポイントを置いて進められることになるとお考えですか？

永井　次世代AIについては，社会に適合し，人に寄り添って成長するシステムが重要とされています．臨床医学で言えば，「患者に寄り添って成長するAI」ということになるでしょうか．その過程では，人間と機械が相談しながら，人間が機械をトレーニングし，一方で，人間もまた機械から学びながら進化していくことになると思います．一方で，AIが暴走しないように倫理的な課題に取り組む必要があります．

　現在，機械学習が威力を発揮しているのは画像や数値のパターン解析であって，デジタル化されていない非定型データの活用は，まだ多くの課題があります．とくに症例に含まれている意味，セマンティックをどう扱っていくのかというのはきわめてハードルの高いテーマです．患者に寄り添うAIを実現するためには，

臨床医学の用語や概念，意味，臨床推論，症例の物語（コンテクスト）の理解が欠かせません．そこは，我々のような医療の人間と AI の専門家が相談しながらつくっていくしかないと思います．

喜連川 おっしゃるように，AI でテキストの意味を扱うのは非常に難しいのです．NII も医療ビッグデータの研究で最初に取り組んだのは画像データの解析です．ただ，ここへきて文章の翻訳が格段に向上してきて，日常会話くらいは問題なくできるようになってきました．そうしたことから，解析も画像からテキストへシフトしつつあります．もっとも，永井先生がおっしゃったような「意味の理解」というのは，相当に難しいのが実情です．

永井 テキストの意味の理解というのが，チャレンジングな課題であるという認識は，情報学の先生方のなか

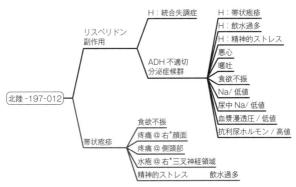

図 5-1　J-Case Map の 1 事例

でも高まっているのですね.

喜連川 はい. いまや大きなコーパス（自然言語処理に用いるために, 自然言語の文章を構造化して大規模に集積したもの）さえあれば, かなりのことができるとこまで来ました. つまり, データが豊富にあればいいわけです. Siri や Alexa の音声対話がスムーズにできるようになってきたのも, Apple や Amazon が世界中のデータを集めに集めているからなのです.

しかし難しいのは, セマンティクス, つまり意味の理解で, この領域はまだまだです. 医療画像 AI にしても, 教師データとして健康な人の画像と病気の人の画像を与えることでモデルをつくることはできますが, 意味を理解しているわけではありません. それは自動翻訳も同じで, 日本語を入れたら英語が出てくるのは, 日本語と英語がペアになった辞書があるからであって, 意味を考えて翻訳しているわけではないのです.

一方, 人間はどうかと言えば, 同時通訳をするときに, そのまま直訳したのでは意味が通じないことが多いため, 意図を汲んでうまく意訳をするわけですよね. この人間の領域, 禁断の領域とも言える部分は, 現在の AI とのギャップがきわめて大きいし, 理想の姿にはほとんど手が届いていないと感じます.

永井 さきほどの症例報告では, 意味を捉える前段として文脈の理解が重要です. 文脈を理解していくなかで, 次第に意味が見えてくるわけで, まずは書いた人が言わんとしている筋, 幾筋もの文脈を拾い出すことが意

味の理解につながるのではないかと思います．それを試したのが，先の J-Case Map なのです．

　Map はツリー構造になっており，葉脈のように文脈を浮かび上がらせています．ただ，論理を整理するには喜連川先生がおっしゃったように，コーパス，辞書が欠かせません．言葉の間の関係性を詳細に整理した，コーパスの整備がきわめて重要になると思います．

喫緊の課題は医療用語の辞書づくり

永井　しかし残念ながら，コーパスにおいても日本は遅れています．現在，世界には，国際（体系的）医療用語電子カルテのための標準用語，約80万用語，35万件以上の医学概念を整備したSNOMED-CT（Systematized Nomenclature of Medicine-Clinical Terms）が存在します．WHO が定めた ICD-11 と呼ばれる国際疾病分類（International Statistical Classification of Diseases and Related Health Problems）とも連携していて，米国のほか，欧州諸国やアジアや南米諸国など30カ国以上が参加する世界最大の医学用語集です．この辞書の管理は国際機関 IHTSDO（International Health Terminology Standards Development Organization）が行っていて，半年に1回，更新されているのですが，英語版とスペイン語版のみなのです．というのも，年間数億円を超えるライセンス料を敬遠して，日本は加盟してい

ないためです．今後，医療データを活用するためには，これを日本語に翻訳するだけでなく，日本語の医療用語集の編纂を急ぐ必要があります．

喜連川 それは非常に重要な取り組みだと思います．現在，自然言語処理において情報の意味を定義するための営みであるオントロジーで行われていることの多くは新語についてなのです．なぜなら，検索エンジンで調べられる言葉の多くが新語だからです．新しいボキャブラリーがつねに生み出されるなかで，その収集と辞書づくりが行われている，というわけです．

　一方，永井先生がなさろうとしていることは，現存する医学用語を自然言語処理に活用できるよう，きっちり詳細に整理しましょうということであって，いわば図書館のような取り組みと言えます．しかし同時に，医療においても新しい病気や知見が日々生み出されるわけで，辞書を発展させていくためのエネルギーも必要になります．症例報告で症例を追加していくのと同じように，辞書についても追加・修正して，更新していく必要がある，そこに大きなエネルギーが必要となるということを理解して進めていかなければなりませんね．

永井 同感です．物事を考えるときに，既成の知識体系，理論体系から攻めていくと，改訂の際にハードルが高いわけです．日本人はどちらかというと体系から考えることを好みますが，データ駆動社会においては，現場のデータを集めつつ，ボトムアップ的に体系をつ

くっていくことが重要です．両者を統合することで，裾野の広い体系をつくることができるはずです．

未来の医療 AI で求められる人間の役割，機械の役割

　——今後，役立つ医療 AI が次々に開発されていくと思いますが，そのなかで人間，そして機械はそれぞれどのような役割を担うことになるとお考えですか？

永井　臨床医学はつねに多様性と葛藤するなかで発展してきました．たとえば，新型コロナウイルス感染症に薬が効くか／効かないかというときに，8 割の人は放っておいても治ってしまうわけで，それで効いたかどうかを判断するのはきわめて難しいわけです．臨床医学というのは不確実でバラツキのある世界に翻弄されながら答えを出す必要を迫られるわけで，同じサイエンスであっても，真理を追究する学術とはかなり異なります．その価値観の違いを認識したうえで，うまくバランスを取りながら，AI を利用するのが人間の役割なのだと思います．その視点を持たないまま進めていくと，時代の流れに呑み込まれて，研究者自身も方向性を見失うように思います．

　AI はすでに，基礎研究から臨床医学まで医学全体に大きな変革をもたらしつつあります．AI は人間の想像を超えた分析力を持っており，さらに発展すれば，疾患に対する考え方や取り組みも変化するでしょう．詳細な病歴はもとより，オミックス（網羅的な生体分

子についての情報）・診療データさらには生活習慣データを統合することで，個別化医療もより精密に行えるようになると思います.

　またAIも無謬ではありませんから，AIと倫理について議論を深める必要があります. とくにAIへの依存度が高まるなかで，医療者だけでなく，患者への説明機能を備えることが重要となります. 判断の根拠や意味の説明には，知識を構造化して俯瞰する力が不可欠です. そのためには幅広いデータ収集が必要であり，先述した通り，これまでAIが対象としてこなかったような非定型データも活用して医学知識を統合し，文脈に応じて理解する機能が求められます.

　すなわち次世代AIに求められるのは，システムとしての安全性や人間との親和性です. 言うなれば，深層学習と知識・記号推論の融合，とくに文脈に応じた適切な推論・アクション可能なAIです. たとえば，深層学習によるパターン認識と連動するようにナレッジグラフ（知識体系）を外付けすることで，知識を制約に用いたり，結果の解釈を容易にできるものになるでしょう. こうした機能を持つ次世代AIは，臨床医や医学者に「新たな臨床のまなざし」をもたらすことになると思います.

喜連川　たいへんに共感するところです. 説明可能性（explainability）を持つAIについては，CREST領域が立ち上がり，国立情報学研究所の相澤彰子副所長が総括をしております. 深層学習と記号推論の融合も

種々研究が進んでおります.

　もう一点，次世代医療 AI で重要なことは，データをいかにデザインしていくのかという視点だと思います. 我々が解くべき問題が与えられたときに，どういうデータを取ればいいのかという問題設定は非常に難しいし，現状はまだそのような取り組みはほとんどありません. とくに人間に関するデータは闇雲に何でも取るというわけにはいきませんが，一方で，膨大に集めたデータが後に思いがけないことに活用できることもあります. そういう副産物的なものまで含めて，倫理的な問題もクリアしながら，どのようなデータを集めておくべきなのか. それこそが，今後の最大の課題になるでしょうね.

——本日は未来の医療 AI について，長時間にわたり貴重なお話をしていただきまして誠にありがとうございました.

　（2020 年 12 月 11 日に国立情報学研究所にて収録）

おわりに

　医療ビッグデータ研究センターは，画像解析研究の専門家，ネットワークやシステムのインフラ専門家だけでなく，医学系の出身で情報分野に入ってきた者，企業での技術開発から抜け出してセンターに入ってきた者などから成り立っています．医療 AI を開発するには，さまざまな背景をもつ人材が必要なことが，本書を読んで理解していただけたかと思います．

　筆者（村尾）は，20 年以上にわたり企業で画像処理を必要とする技術開発や製品開発に携わってきましたが，そのなかで医療画像を使った技術開発にも力を入れてきました．そこで障壁となったのが，多施設型の共同研究を組むことができず，必要な症例データが十分に集まらないことでした．本書でも述べたように，深層学習を利用した開発にはデータの量やバリエーションが必要で，医療機器としての安全性を担保するためにも重要なことです．筆者が企業を抜け出して当センターに転職したのも，アカデミックな世界で十分なデータを収集し，最先端の研究者と一緒に活動することの魅力に惹かれたからです．

　実際にセンターの活動を 3 年以上続けてきて，多岐にわたる診療科の膨大なデータを扱うようになり，多くの成果を上げることができました．その過程では，医師と

解析研究者が議論することで，診断の観点やプロセスを取り入れた解析手法の改良がなされ，相互理解を深めながら精度を上げていくことができ，たいへん勉強になりました．

　もう一つ感じていた障壁は，持続的・発展的なビジネスモデルをつくることです．本書で述べたように，解析技術は医師を助け患者を救うために役立つことが大いに期待されるのですが，製品やサービスとして存続させ，技術の進歩に応じて発展させるためには，医療・学術・産業界の連携が必要になります．医療ビッグデータ研究センターは，そのような連携の場，ハブとしての役割を担うと考えております．本書で示したような解析技術は，薬のように服用によって消費されるものではなく，ハードウエアのように物体として存在するものではありません．情報やソフトウエアに対する「価値」が再評価されるべき時なのだと感じています．

　最後に，お世話になった先生方に感謝の意を表明したいと思います．医学医療の面からは次の先生方にたいへんお世話になりました．日本医学放射線学会の青木茂樹先生，明石敏昭先生，橋本正弘先生，日本消化器内視鏡学会の田中聖人先生，日本病理学会の北川昌伸先生，深山正久先生，吉澤明彦先生，阿部浩幸先生，日本眼科学会の大鹿哲郎先生，柏木賢治先生，三宅正裕先生，日本超音波医学会の椎名毅先生，工藤正俊先生，西田直生志先生，日本皮膚科学会の藤本学先生，藤澤康弘先生，山﨑研志先生．画像解析の面からは次の先生方にお世話に

なりました．東京大学の原田達也先生，黒瀬優介先生，名古屋大学の森健策先生，小田昌宏先生，九州大学の内田誠一先生，備瀬竜馬先生，奈良先端科学技術大学院大学の佐藤嘉伸先生，大竹義人先生，中京大学の目加田慶人先生，東京農工大学の清水昭伸先生，名城大学の堀田一弘先生，名古屋工業大学の本谷秀堅先生．また，当センター設立のきっかけとなったプロジェクトを発足させてくださった日本医療研究開発機構（AMED）の末松誠元理事長にも深く感謝申し上げます．

　本書の中では，第4章の法的な側面についてご執筆いただいた佐藤一郎先生，未来の医療に向けて特別対談してくださった永井良三先生，喜連川優先生に深謝いたします．また，日頃から当センターの運営について細やかに対応してくださっている田村ふみか様にも心からお礼を申し上げたいと思います．

　2021年6月　　　　　　　　　　　　　村尾晃平 拝

編者・著者紹介

※所属は 2021 年 6 月 30 日現在

国立情報学研究所 医療ビッグデータ研究センター

平成 29（2017）年 11 月 1 日に新設された医療ビッグデータ
研究センター（Research Center for Medical Bigdata, RCMB）
では，医療ビッグデータクラウド基盤を構築することと，
AI などの機械学習を利用した画像解析の研究に取り組んで
いる．

研究の一部は，国立研究開発法人 日本医療研究開発機構
（AMED）から研究資金の提供を受け，大量の医療画像の受
け入れ，収集，および，それに関連する個人情報保護を医学
系 7 学会（日本病理学会・日本医学放射線学会・日本消化器
内視鏡学会・日本眼科学会・日本皮膚科学会・日本超音波医
学会・日本医療情報学会）との連携を通じて行っている．
AI 画像診断の研究は，東京大学・名古屋大学・奈良先端科
学技術大学院大学・九州大学・中京大学・東京農工大学・名
城大学・名古屋工業大学・理化学研究所の各研究室の協力を
得ている．

http://research.nii.ac.jp/rc4mb/

佐藤真一　（さとう・しんいち）

国立情報学研究所医療ビッグデータ
研究センター センター長．工学博士
（東京大学）．1992 年 東京大学大学院
工学系研究科情報工学専攻 博士課程
修了，1992 年〜1998 年 学術情報セ
ンター 助手，1995 年〜1997 年 米カ
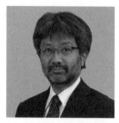
ーネギーメロン大学 客員研究員，1998 年〜2000 年 学術情報
センター 助教授，2000 年〜2004 年 国立情報学研究所 助教授，
2004 年〜現在 国立情報学研究所 教授．2017 年より現職．著
書に『石頭なコンピュータの眼を鍛える』（丸善ライブラリ
ー）．電子情報通信学会，情報処理学会，IEEE CS, ACM 各
会員．https://researchmap.jp/satoh

村尾晃平　（むらお・こうへい）

国立情報学研究所医療ビッグデータ
研究センター 特任准教授．博士（工
学）（東北大学）．1994 年 東北大学
工学研究科応用物理学専攻 博士課程
後期 3 年修了，1995 年〜2018 年 富
士通株式会社勤務を経て 2018 年より
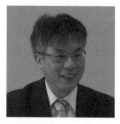
現職．研究キーワードは CADx, CADe, 機械学習，信号処
理，医用画像，画像処理．電子情報通信学会，日本医療情報
学会，日本物理学会 各会員．https://researchmap.jp/murao.
kohei

二宮洋一郎 （にのみや・よういちろう）

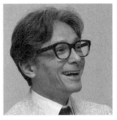

国立情報学研究所医療ビッグデータ研究センター 特任研究員．歯科医師・発生生物学者．博士（学術）（東京医科歯科大学）．1989 年 東京医科歯科大学歯学部卒業．哺乳類の顎の形態学，発生生物学の研究者を志して博士号を取得後，1996 年から十数年をオクスフォード大学（英国）とウプサラ大学（スウェーデン）で研究員として過ごす．2013 年に帰国し，国立遺伝学研究所を経て 2016 年より現職．生物の形態や機能を表現型として定量化し，特徴量としてデータセット化する方法を模索している．https://orcid.org/0000-0003-3572-2532

田井中 麻都佳（たいなか・まどか）

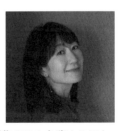

編集・ライター．中央大学法学部法律学科卒業．シンクタンクや編集プロダクションなどを経て 1996 年に独立．科学・技術雑誌の編集長，文部科学省 学術審議会情報科学技術委員などを歴任し，2012 年から国立情報学研究所広報誌『NII Today』の編集デスクを務めるほか，コンテンツの制作，書籍の企画・編集・執筆など幅広く活動中．編集・執筆を手掛けた書籍に，『青い光に魅せられて〜青色発光 LED 開発物語』（赤﨑勇著・日本経済新聞出版社），『これも数学だった！？〜カーナビ，路線図，SNS』（河原林健一との共著・丸善ライブラリー）など多数．

参考文献

1章

※1　日本のCT・MRI・PET保有数は世界何位？ https://labcoat.jp/world-ranking-for-ct-mri-pet/（2021年6月閲覧）

※2　「AIによる画像認識を 内視鏡診断に生かす」田中聖人，NII Today, No.79（2018年5月）

※3　日本病理学会HP, http://pathology.or.jp/ippan/outpatient-04.html（2021年6月閲覧）

※4　Liang, H., Tsui, B.Y., Ni, H. et al. Evaluation and accurate diagnoses of pediatric diseases using artificial intelligence. Nat Med 25, pp.433–438 (2019). https://doi.org/10.1038/s41591-018-0335-9

※5　Artzi, N.S., Shilo, S., Hadar, E. et al. Prediction of gestational diabetes based on nationwide electronic health records. Nat Med 26, pp.71–76 (2020). https://doi.org/10.1038/s41591-019-0724-8

2章

※1　画像認識とは｜機能・事例・仕組み・導入方法など徹底解説, https://ainow.ai/2019/07/11/173264/（2021年6月閲覧）
畳み込みニューラルネットワークの最新研究動向, https://qiita.com/yu4u/items/7e93c454c9410c4b5427（2021年6月閲覧）

※2　人工知能の話題｜ダートマス会議, https://www.ai-gakkai.or.jp/whatsai/AItopics5.html（2021年6月閲覧）

※3　「コンピュータビジョン」金出武雄, https://www.journal.ieice.org/conts/kaishi_wadainokiji/200001/20000101.html

（2021 年 6 月閲覧）

※ 4　『独創はひらめかない—「素人発想，玄人実行」の法則』金 出武雄，日本経済新聞出版社，pp.49-50（2012 年 11 月）

※ 5　『コンピュータには何ができないか—哲学的人工知能批判』 ヒューバート・L. ドレイファス，産業図書，p.196（1992 年 4 月）

※ 6　Hinami, R. and Satoh, S.: Large-scale R-CNN with classifier adaptive quantization, *Proc. European Conf. on Computer Vision*（2016）

※ 7　Hinami, R., Matsui, Y. and Satoh, S.: Region-based image retrieval revisited, *Proc. ACM Multimedia*（2017）

※ 8　Goodfellow, I. J., Shlens, J. and Szegedy, C.: Explaining and harnessing adversarial examples, in Bengio, Y. and LeCun, Y., eds., *3rd Int. Conf. on Learning Representations, ICLR 2015, San Diego, CA, USA, May 7-9, 2015, Conf. Track Proceedings* （2015）

※ 9　Goodfellow, I. J., Pouget-Abadie, J., Mirza, M., Xu, B., Warde-Farley, D., Ozair, S., Courville, A. and Bengio, Y.: Generative adversarial nets, *Proc. 27th Int. Conf. on Neural Information Processing Systems*, Vol. 2, pp. 2672-2680, MIT Press, Cambridge, MA, USA（2014）

3章

※ 1　Bise, R., Abe, K., Hayashi, H., Tanaka, K. Efficient Soft-Constrained Clustering for Group-Based Labeling. MICCAI 2019 Proceedings Part V, pp.421-430（2019）. https://www. researchgate.net/publication/336392965_Efficient_Soft-Constrained_Clustering_for_Group-Based_Labeling

※ 2　COVID-19 データポータル JAPAN, https://covid19data portal.jp/（2021 年 6 月閲覧）